Werner Meidinger

Natürlich gesund mit
Nachtkerzenöl

Mit dem sanften Heilmittel der Natur zu mehr Vitalität und Leistungskraft.
Wirksame Hilfe bei Hauterkrankungen, Herz- und Kreislaufproblemen,
Magen-Darm-Störungen und Gefäßablagerungen

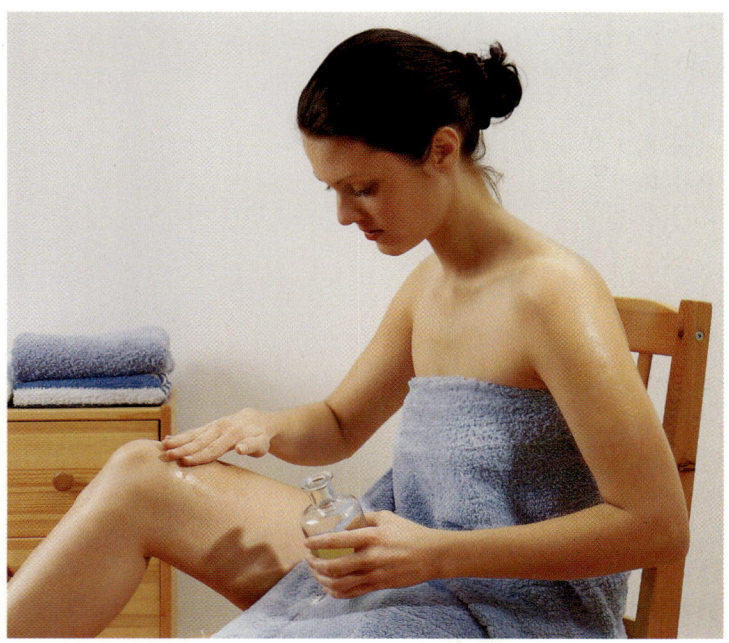

LUDWIG

Inhalt

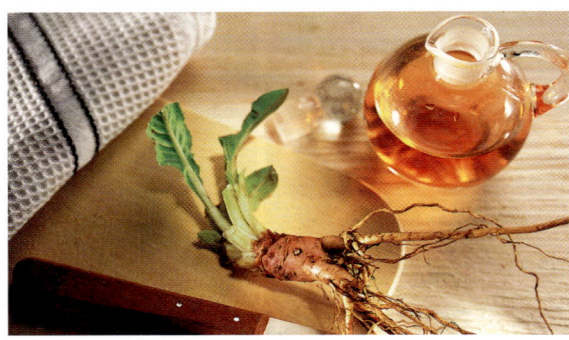

Früher ein beliebtes Gemüse: Nachtkerzenwurzeln.

Vorwort 4

Kleine Pflanzenkunde 6

Fertigprodukt oder Selbstanbau? 8

Gebrauchsfertiges Öl 8

Nachtkerzen im Selbstanbau 8

Wirkstoffe im Nachtkerzenöl 10

Fettsäuren 10

Prostaglandine 17

Vorbeugen und Heilen mit Nachtkerzenöl 22

Alkoholabhängigkeit 22

Allergien bei Kindern 23

Asthma 26

Bluthochdruck 28

Cholesterinspiegel, erhöhter 31

Chronisches Erschöpfungs-syndrom (CFS) 34

Diabetes mellitus (Zuckerkrankheit) 35

Herzinfarkt 39

Hyperaktivität bei Kindern 42

Krebserkrankungen 45

Mastopathie 47

Menstruations-beschwerden 49

Migräne 50

Multiple Sklerose 51

Neurodermitis 52

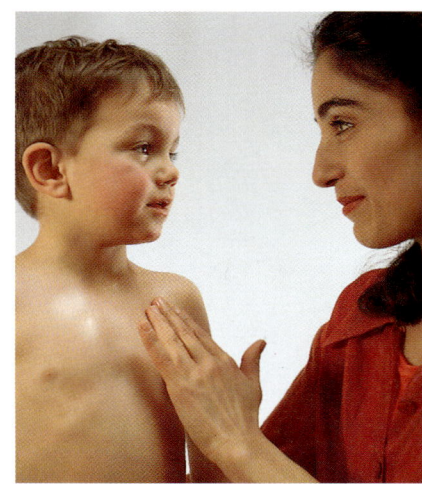

Auch Kinder können ohne Bedenken mit Nacht-kerzenöl behandelt werden.

Prämenstruelles Syndrom
(PMS)   55

Rheumatische
Beschwerden   58

Schizophrenie   62

Schwangerschafts-
komplikationen   62

Sjörgen-Syndrom   64

Übergewicht   64

Wechseljahre-
beschwerden   68

Winterdepression (SAD)   69

**Schönheitspflege mit
Nachtkerzenöl**   70

Hautpflege   70

Lippenpflege   78

*Die Nacht-
kerze blüht
in leuchten-
dem Gelb.*

Haarpflege   79

Nagelpflege   80

Fußpflege   81

Kochen mit Nachtkerzenöl   82

Salate mit Nachtkerzenöl   82

Kleine Snacks   85

Das Fitnessfrühstück   86

Süße Desserts   87

**Weitere Verwendung
der Nachtkerze**   90

Gesunde Rezepte   91

Über dieses Buch   95

Register   96

*Besonders
wertvoll:
Cremes aus
eigener
Herstellung.*

Vorwort

Vor rund 500 Jahren verehrten verschiedene Indianerstämme des nordamerikanischen Kontinents eine Pflanze wegen ihrer wertvollen Heil- und Nährstoffe: die Gemeine Nachtkerze (Oenothera biennis). Aus den zarten Blättern und kräftigen Wurzeln bereiteten sie Gemüse zu. Triebe und Pflanzenteile aus dem ersten Wuchsjahr wurden in Öl eingelegt und kalt als Beilage zu verschiedenen Speisen gereicht.

Nahrung und Heilpflanze

Neben der Ernährung hatte die Nachtkerze aber auch einen hohen Stellenwert in der Behandlung von Krankheiten. Ein aus den Blüten zubereiteter Sirup wurde gegen Asthma und Keuchhusten, gegen Verdauungsstörungen und Erkrankungen im Magen-Darm-Trakt verwendet. So fertigten die Medizinmänner der Irokesen aus der Nachtkerze Arzneien an, die Geschwüre heilten und den Muskelaufbau unterstützten. Die Cherokee-Indianer bereiteten aus den Blättern einen Tee zu, den sie gegen Durchfälle und zum Abnehmen tranken. Navajo-Indianer setzten in ihrer Heilkunde verschiedene Teile der Pflanze ein und bereiteten daraus Pulver, Tee und Sirup zu oder aßen gekochte Wurzeln und Stängel. Die verschiedenen Darreichungsformen der Nachtkerze fanden z. B. Anwendung gegen Erkältungskrankheiten, rheumatische sowie Magen- und Verdauungsbeschwerden. Sogar Frauenleiden wurden kuriert oder Geschwulste geheilt.

Die Entdeckung des Öls aus der Nachtkerze

Erste Hinweise auf die heilende Wirkung des Öls aus der Nachtkerze finden sich bei den Algonkin-Indianern. Sie zerstampften die ölhaltigen Samen der Nachtkerze und rieben den Brei bei Ausschlägen auf die Haut. Die Frauen benutzten die Arznei außerdem für kosmetische Zwecke: Regelmäßige Auflagen mit dem Brei der Nachtkerze waren der Garant für eine straffe und jungendliche Haut.

Die bis zu fünf Zentimeter dicken und zehn Zentimeter langen Wurzeln der Nachtkerze gruben Navajo-Indianer im Herbst aus, trockneten sie und zermahlten sie dann zu feinem Pulver. Dieses mischten sie mit Wasser oder Milch und machten daraus Auflagen gegen Hämorrhoiden.

4

Renaissance einer traditionellen Heilpflanze

Abgesehen von einzelnen Siedlern in den USA oder Kanada geriet das Wissen um die vielfältigen Heilkräfte der Pflanze in Vergessenheit. Erst 1749 wurde die Nachtkerze von dem schwedischen Botaniker Peter Kalm als Heilmittel wieder entdeckt. Es folgten Studien alter Kräuterbücher und Versuche bei der Behandlung von Patienten – mit so überwältigendem Erfolg, dass 1868 die Rinde des Nachtkerzenblütenstängels erstmals offiziell in die Liste der Arzneipflanzen Kanadas aufgenommen wurde. In den letzten Jahrzehnten haben sich Wissenschaftler weltweit mit dem therapeutischen Einsatz der Nachtkerze befasst und ihr mit zahlreichen seriösen Studien zu einer Renaissance in der Pflanzenheilkunde verholfen. In diesem Buch finden Sie die neuesten Erkenntnisse über die Wirkstoffe der Pflanze im medizinischen und kosmetischen Bereich sowie viele Tipps für ihre praktische Anwendung. Außerdem haben wir einfache Kochrezepte für Sie zusammengestellt, mit denen Sie jeden Tag ohne großen Aufwand etwas für Ihr geistiges und körperliches Wohlbefinden tun können – auf ganz natürliche Art, mit dem Öl, den Blättern, den Sprossspitzen oder den Wurzeln der Nachtkerze.

»Die Blätter und Wurzeln der Nachtkerze werden als blutreinigende Mittel eingesetzt. In der Naturheilkunde haben sich Zubereitungen aus der Nachtkerze hervorragend gegen Durchfälle bewährt. Als besonders wirksam gegen verschiedene Krankheiten hat sich in jüngster Zeit das Nachtkerzenöl erwiesen.« Dr. Helmut Pabst, Ausbildungsbeauftragter des Bayerischen Sportärzteverbands

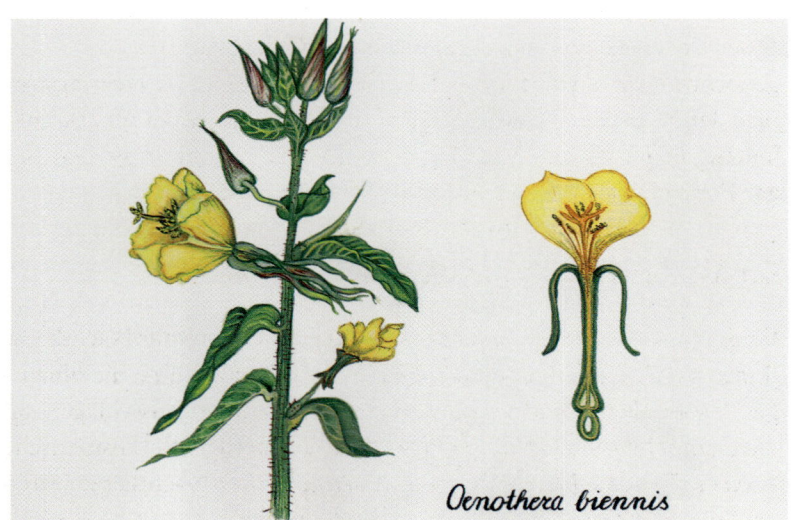

Oenothera biennis

Nomen est omen: »Oenothera biennis« bedeutet zweijährige Nachtkerze.

Kleine Pflanzenkunde

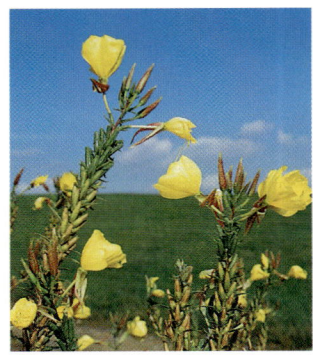

Die Nachtkerze blüht nachts, ihr aufrechter Wuchs erinnert an eine Kerze.

Heilmittel mit langer Tradition

Ursprünglich wuchs die Nachtkerze nur in Nordamerika. Zu Beginn des 17. Jahrhunderts gelangten ihre Samen erstmals nach Europa. 1612 wurden Nachtkerzen im Botanischen Garten von Padua als Zierpflanzen angebaut. Von dort aus verwilderte die Nachtkerze und kam etwa 100 Jahre später auch nach Deutschland. Im Volksmund wird sie auch Rapontikawurzel, Nachtstern, Abendblume, Süßwurzel, Sommerstern, Gelbe Rapunzel oder Weinblume genannt. Da es andere Arten aus der Familie der Nachtpflanzengewächse in Europa schon lang vor der Ausbreitung der Gemeinen Nachtkerze gab, wurde der Gattungsname »Oenothera« bereits in der Antike von Theophrast (372–287 v. Chr.), einem Schüler von Aristoteles, festgelegt. Die Wurzeln der damaligen Nachtpflanzengewächse waren bei den alten Griechen beliebtes Knabberzeug zum Wein. Das griechische »oinos« heißt übersetzt Wein. Überlieferungen besagen, dass mit Wein besprengte Nachtkerzenpflanzen wilde Tiere zähmen konnten. Daher stammt vermutlich der zweite Namensteil: »ther« bedeutet wildes Tier, Jagd.

Die Blüten der Nachtkerze leuchten auffällig in kräftigem Gelb. Sie sind zwei bis drei Zentimeter lang und bis zu 45 Millimeter breit. Ihr Blütenbecher wird von vier herzförmigen, gelben Kronblättern umkränzt. Die acht Staubblätter sind in zwei Kreisen angeordnet.

Von der Antike zur Neuzeit

Heute ist die Gemeine Nachtkerze (Oenothera biennis) in Europa weit verbreitet. Sie wächst an Wegrändern, entlang Bahndämmen, an Straßenböschungen, auf Schutthalden und in Steinbrüchen – also überall dort, wo der Boden karg und sandig ist.

Kleiner Botanikführer

Im ersten Jahr entwickelt die zweijährige Pflanze (»biennis«) lediglich eine Blattrosette am Boden. Erst im zweiten Jahr bildet sich der bis über einen Meter hohe Blütenstängel, an dem zwischen Juni und Oktober die knallgelben Blüten sitzen. Bestäubt werden die Blüten überwiegend von Nachtschmetterlingen, die sie mit ihrem Geruch anlocken. Bis zum Herbst entsteht aus jeder Blüte eine Samenkapsel, die etwa 200 bis zu zwei Millimeter lange Samen enthält. Um nur 500 Milligramm Nachtkerzenöl daraus zu gewinnen, werden rund 5000 Samenkapseln benötigt.

Von der Pflanze zum Öl

Herkömmliche Pflanzenöle werden auf verschiedene Weise aus Früchten oder Samen gewonnen. Gebräuchlich ist die Gewinnung aus mechanischer Pressung, Extraktion mittels Chemikalien oder durch Zentrifugation. Bei der mechanischen Pressung quetschen Stempel- oder Schneckenpressen das Öl aus dem Samen oder der Frucht. Durch den Druck und die Vorerwärmung des Pressguts werden bei industriell erzeugten Ölen relativ hohe Temperaturen erreicht – die Ölausbeute steigt bei zunehmender Temperatur –, und wertvolle Inhaltsstoffe können zerstört werden.

Allerdings können auch beim so genannten Kaltpressen, bei dem ein Vorerwärmen entfällt, noch Temperaturen bis zu 70 °C auftreten, die das wertvolle Öl der Nachtkerze schädigen würden, wenn nicht sogar wertlos werden ließen. Deshalb wurde zur Gewinnung von Nachtkerzenöl ein spezielles »Cryo-Press-Kälteverfahren« entwickelt. Kohlensäure, eine natürliche und gesundheitlich unschädliche Substanz, wirkt unter sehr hohem Druck auf die Samenkapseln ein und löst das Öl heraus, ohne dass dabei bedenkliche Temperaturen entstehen.

Früher wurden besonders die Stängel und Blätter der Nachtkerze äußerlich zur Wundheilung eingesetzt, da sie viele Gerbstoffe enthalten, die Entzündungen der Haut sowie die Infektionsgefahr durch Pilze, Viren oder Bakterien herabsetzen. Heute wird besonders das Samenöl, äußerlich wie innerlich, bei einer Vielzahl von Beschwerden angewendet, beispielsweise bei Herz-Kreislauf-Beschwerden, Neurodermitis oder Frauenleiden.

Die Blume der Nacht

So vielseitig die Heilkräfte der Gemeinen Nachtkerze sind, so faszinierend ist die Pflanze selbst. Wie ihr Name schon andeutet, öffnen sich ihre Blüten nur nachts. Erst zwischen 18 und 19 Uhr abends entfaltet die Nachtkerze ihre ganze Pracht. Pünktlich vor Sonnenaufgang schließen sich dann die Blüten wieder. Dieses Farbenspiel ist jedoch nur von kurzer Dauer: Vom ersten Öffnen einer Blüte bis zu ihrem Verwelken dauert es lediglich 24 Stunden!

Fertigprodukt oder Selbstanbau?

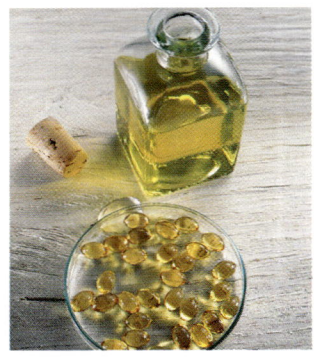

Nachtkerzenöl gibt es offen oder in Form von Kapseln.

Gebrauchsfertiges Öl

Reines Nachtkerzenöl kann über Apotheken, Reformhäuser oder den Versandhandel bezogen werden (Bezugsquellen auf Seite 95). Um die beste Wirkung zu erzielen, sollten Sie beim Kauf stets darauf achten, dass es sich um qualitativ hochwertiges, kaltgepresstes Öl handelt.

Darreichungsformen und Anwendung

Nachtkerzenöl gibt es von verschiedenen Anbietern in Form von Kapseln. In der Regel sind in einer Kapsel 500 Milligramm des Öls enthalten. Die Einnahme sollte sich an den Dosierungsvorschriften des Herstellers orientieren. 30 Milliliter Nachtkerzenöl gibt es ab etwa 20 DM. Da für die in diesem Buch beschriebenen Anwendungen jeweils nur wenige Tropfen benötigt werden, reicht diese Menge über einen längeren Zeitraum. Wegen seines hohen Anteils an heilenden Wirkstoffen handelt es sich bei Nachtkerzenöl trotz des auf den ersten Blick etwas höheren Preises langfristig um ein günstiges Naturheilmittel.

Das in der Nachtkerze enthaltene Öl unterscheidet sich äußerlich nicht von anderen Pflanzenölen. Es sieht leicht gelblich aus und erinnert in Geruch und Geschmack an Mohnöl. Dennoch ist Nachtkerzenöl wegen seines hohen Gehalts an essenziellen Fettsäuren ein qualitativ viel hochwertigeres Öl als andere Pflanzenöle.

Nachtkerzen im Selbstanbau

Wer einen eigenen Garten hat, kann Nachtkerzen gut selbst anbauen. In den Bauerngärten des letzten Jahrhunderts waren Nachtkerzen beliebte und häufig angebaute Gemüsepflanzen. Sie stellen keine hohen Ansprüche an den Boden und sind auch in der Pflege äußerst genügsam. Aus den Sprossen, Blättern und Wurzeln der Nachtkerze können Sie Heiltees sowie schmackhafte und gesunde Gerichte zaubern.

Anbau leicht gemacht

Samen gibt es in Gartenfachgeschäften zu kaufen. Sie können die Samen aber auch im Herbst von wild wachsenden Nachtkerzenpflanzen selbst sammeln.

Im Frühjahr nach dem Ende der Frostperiode – etwa ab April – sollten die Samen in Kästen an einem geschützten Ort ausgesät werden. Die Keimungsrate ist relativ hoch, gut 70 Prozent der Samen zeigen nach 15 bis 30 Tagen den ersten zarten Keimspross. Ab Mai können Sie die Jungpflanzen dann ins Freiland umsetzen.

Nachtkerzenernte

Bei der Nachtkerze handelt es sich um eine zweijährige Pflanze. Geerntet werden kann also erst im zweiten Jahr nach der Aussaat. Es empfiehlt sich deshalb, in zwei abgetrennten Beetarealen abwechselnd jedes zweite Jahr eine Neusaat anzulegen. Damit erreichen Sie, dass jährlich eine Nachtkerzengeneration erntereif wird, und müssen so kein Jahr auf frische Sprossen, Blätter und Wurzeln verzichten.

Werden Blätter und Sprossspitzen schonend und nicht im Übermaß, sondern nur etwa ein gutes Drittel der Pflanze abgeerntet, stirbt sie nicht ab und wächst bis in den Herbst weiter. Dann können neue Samen für die Aufzucht im nächsten Frühjahr sowie reichlich Wurzeln für Gemüse- und Salatzubereitungen gewonnen werden.

Rezepte, mit denen Sie auf angenehme Weise etwas für Ihre Gesundheit zur Vorbeugung und Behandlung von Erkrankungen tun können, finden Sie im Kapitel »Kochen mit Nachtkerzenöl« ab Seite 82.

Dem Nachtkerzenöl wird häufig Vitamin E zugesetzt. Dieses Vitamin wirkt als Antioxidans. Das bedeutet, es schützt die wertvollen ungesättigten Fettsäuren vor Oxidation, der Reaktion mit Sauerstoff. Von einigen Herstellern wird durch den Zusatz von Vitamin E die Haltbarkeit der lebensnotwendigen ungesättigten Fettsäuren im Nachtkerzenöl gesteigert.

Lagerung des Nachtkerzenöls

Unter normalen Umständen kann offenes Nachtkerzenöl ohne Probleme bis zu zwei Jahre lang aufbewahrt werden. Die in ihm enthaltenen ungesättigten Fettsäuren oxidieren jedoch leicht bei Zimmertemperatur, was sich durch einen ranzigen Geruch und Geschmack äußert. Um das zu verhindern, sollte Nachtkerzenöl immer im Kühlschrank gelagert werden.

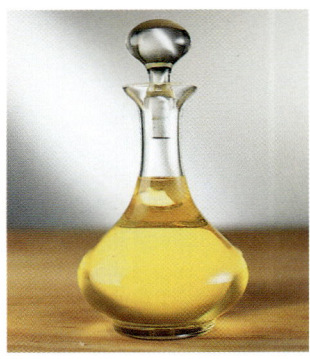

Seine besonderen essenziellen Fettsäuren machen Nacht-kerzenöl so wertvoll.

Wirkstoffe im Nachtkerzenöl

Fettsäuren

Jedes Samenkorn der Nachtkerze besteht neben einer ganzen Reihe pflanzlicher Bestandteile zu 24 Prozent aus Eiweißen und zu 15 Prozent aus Öl. Und gerade dieses Öl ist für die Gesundheit besonders wertvoll: Es enthält 71 Prozent Linolsäure und zwischen acht und zehn Prozent Gamma-Linolensäure.

Was sind essenzielle Fettsäuren?

Linolsäure und Gamma-Linolensäure sind essenzielle Fettsäuren. Als essenziell wird eine Substanz bezeichnet, wenn sie für den Organismus lebenswichtig ist, er sie aber nicht selbst herstellen kann, so dass sie in ausreichender Menge z. B. über die Nahrung zugeführt werden muss.

Die wertvolle Gamma-Linolensäure wird nur von wenigen Pflanzen produziert. Dazu gehören außer der Nachtkerze der Borretsch, die Schwarze Johannisbeere, der Hanf sowie der Schwarz-kümmel.

Mangel an essenziellen Fettsäuren

Bei Beobachtungen an Tieren zeigte der Mangel an essenziellen Fettsäuren äußerst gravierende Gesundheitsschädigungen. Sie reichten von Wachstumsstörungen und stark beeinträchtigter Wundheilung über Haarausfall, krankhaft vergrößerten Talgdrüsen und Hautekzemen bis zu einer fortschreitenden Beeinträchtigung der Nierenfunktion mit anschließendem Nierenversagen. Nachlassende Lebertätigkeit, innere Blutungen, ein Mangel an Tränen- und Speichelflüssigkeit, sogar Unfruchtbarkeit waren die Folge. In der medizinischen Fachliteratur sind zwei Beobachtungen beschrieben, die die Auswirkungen eines Mangels an essenziellen Fettsäuren auch auf den menschlichen Organismus zeigen.

▶ Für Mütter, die ihre Babys nicht stillen wollten oder konnten, wurde in den fünfziger Jahren erstmals künstlich hergestellter Muttermilchersatz angeboten. Da damals über essenzielle Fettsäuren und insbesondere über ihre täglich aufzunehmende Mindestmenge noch nicht viel bekannt war, wurde den Milchpräparaten zu wenig davon beigesetzt. Die Folge: Mit künstlichem Muttermilchersatz ernährte Säuglinge erkrankten relativ bald an ekzemartigen Hautausschlägen. Diejenigen, die nicht so stark reagierten, wiesen zumindest eine viel zu trockene und schuppige Haut auf. Wurden der Säuglingsnahrung später vermehrt essenzielle Fettsäuren beigegeben, verschwanden die Hautleiden wieder.

▶ In den siebziger Jahren verbot die amerikanische Arzneimittelbehörde die Anreicherung von Nahrungslösungen mit essenziellen Fettsäuren für Patienten, die in Kliniken künstlich ernährt werden mussten. Dies traf jetzt nicht mehr Säuglinge, sondern Erwachsene, die bereits kurze Zeit nach dem Greifen des Verbots unter ekzemartigen Hautausschlägen, Schuppenflechte, schmerzhaften Hautreizungen und verzögerter Wundheilung litten. Als die Anordnung zurückgenommen wurde, ging unmittelbar darauf die Anzahl der unter diesen Hautbeschwerden leidenden, künstlich ernährten Patienten wieder deutlich zurück.

Neben der gereizten Haut profitiert auch die gesunde, trockene Haut von den Wirkstoffen des Nachtkerzenöls. Die enthaltenen ungesättigten Fettsäuren unterstützen die natürlichen Funktionen der Haut und verhindern ihr frühzeitiges Altern.

Pflanzenöle im Vergleich

Pflanzenöle (Durchschnittswerte)	Linolsäure	Gamma-Linolensäure
Nachtkerzenöl	71 %	9 %
Sonnenblumenöl	60 %	–
Hanfsamenöl	57 %	2 %
Maiskeimöl	55 %	–
Erdnussöl	26 %	–
Leinsamenöl	15 %	–
Olivenöl	6 %	–
Borretschöl	–	24 %
Johannisbeerkernöl	–	17 %

Gesättigte und mehrfach ungesättigte Fettsäuren

Der Unterschied zwischen gesättigten und einfach und mehrfach ungesättigten Fettsäuren liegt im Wesentlichen in der chemischen Struktur der Fette. Je nachdem, wie viele Kohlenstoff- und Wasserstoffatome im Fettsäuremolekül (das aus einer langen Aneinanderkettung von Atomen besteht) und in welcher Bindungsart (Einfach- oder Doppelbindung) sie vorliegen, wird zwischen diesen drei Formen unterschieden. Wichtig für den Verbrauch ist es zu wissen, dass in Speisefetten, also auch in Pflanzenfetten, meistens zwei oder alle drei der unterschiedlichen Formen von Fettsäuren enthalten sind. So sind beispielsweise im Öl der Nachtkerze neben den mehrfach ungesättigten, essenziellen Fettsäuren Linol- und Gamma-Linolensäure auch noch die einfach ungesättigte Ölsäure und die gesättigten Fettsäuren Stearin- und Palmitinsäure enthalten.

Fettsäuren bestehen aus Kohlenstoff, Wasserstoff und Sauerstoff. Ist die Bindungsmöglichkeit von Sauerstoff- und Wasserstoffatomen an den Kohlenstoff nicht voll ausgeschöpft, spricht man von einfach oder mehrfach ungesättigten Fettsäuren. Wegen ihrer leichten Verwertbarkeit sind diese ungesättigten Fettsäuren so wertvoll für den Organismus.

Welche Fette sind gesund und welche nicht?

Grundsätzlich gilt: Alle essenziellen, also lebenswichtigen und nicht im Organismus herstellbaren Fettsäuren sind immer mehrfach ungesättigt, aber nicht alle mehrfach ungesättigten Fettsäuren sind essenziell. Je mehr ungesättigte Fettsäuren ein Fett enthält, desto dünnflüssiger wird es. Gesättigte Fettsäuren hingegen, die überwiegend in tierischen Fetten vorkommen und als ungesund gelten, da sie beispielsweise den Cholesterinspiegel in die Höhe treiben, machen Fette fest. Butter und Schmalz, aber auch Kokosfett, sind relativ hart – sie enthalten reichlich gesättigte Fettsäuren.

Im Körper wird aus den Fetten durch Verbrennung Energie gewonnen. Überschüssiges Fett, das nicht benötigt wird, lagert der Organismus in Fettspeicherdepots ab. Die Folge kann im Lauf der Zeit Übergewicht sein. Zur Gewinnung von Energie ist es dem Körper egal, ob er pflanzliche oder tierische Fette angeboten bekommt. Jedoch enthalten pflanzliche Fette in der Regel einen wesentlich höheren Anteil an ungesättigten und essenziellen Fettsäuren als tierische Fette – sie sind deshalb viel bekömmlicher und gesünder.

Speisefette im Überblick

Speisefett	Gesättigte Fettsäuren	Einfach ungesättigte Fettsäuren	Mehrfach ungesättigte Fettsäuren
Baumwollsaatöl	25 %	25 %	50 %
Butter	64 %	33 %	3 %
Erdnussöl	19 %	50 %	31 %
Heringsöl	22 %	56 %	22 %
Kokosfett	92 %	6 %	2 %
Maiskeimöl	17 %	32 %	51 %
Olivenöl	19 %	73 %	8 %
Palmkernfett	83 %	15 %	2 %
Palmöl	46 %	44 %	10 %
Rapsöl	8 %	60 %	32 %
Rindertalg	52 %	44 %	4 %
Safloröl	14 %	24 %	62 %
Schweineschmalz	41 %	49 %	10 %
Sojaöl	14 %	24 %	62 %
Sonnenblumenöl	8 %	27 %	65 %

Empfohlene Tagesdosis an Fettsäuren

▶ Um einem Mangel an mehrfach ungesättigten, essenziellen Fettsäuren vorzubeugen, sollte ein Erwachsener täglich rund zehn Gramm davon zu sich nehmen.

▶ Kinder haben während der Wachstumsphase sogar noch einen höheren Bedarf. Bei ihnen sollte die täglich zugeführte Mindestmenge über zehn Gramm liegen.

▶ Zum Vergleich: Zehn Gramm mehrfach ungesättigter, essenzieller Fettsäuren sind bereits in drei Teelöffeln Saflor-, Soja- oder Sonnenblumenöl enthalten.

▶ Reichlich mehrfach ungesättigte Fettsäuren enthalten auch Borretsch- und Hanföl, das Kernöl der Schwarzen Johannisbeere sowie Schwarzkümmel- und Stachelbeerenöl.

Achten Sie gerade beim Gebrauch von Nahrungsfetten unbedingt auf die Ausgewogenheit von gesättigten, einfach und mehrfach ungesättigten Fettsäuren. Eine optimale, ausgewogene Ernährung gewährleisten je ein Drittel gesättigte und einfach ungesättigte Fettsäuren und zwei Drittel mehrfach ungesättigte Fettsäuren.

Aufnahme von Linolsäure

Die vom Organismus verwertbare und im Nachtkerzenöl vorliegende Form der Linolsäure ist die so genannte cis-Form. Als cis-Fettsäuren werden diejenigen Fettsäuren bezeichnet, die in ihrer chemischen Struktur der natürlichen, unveränderten Zusammensetzung entsprechen. Man spricht dabei auch von der biologisch aktiven Form.

Bei der künstlichen Bearbeitung von cis-Fettsäuren, etwa bei der Herstellung von vielen Margarinesorten oder qualitativ minderwertigen Speiseölen, können aus den biologisch aktiven cis-Fettsäuren biologisch inaktive Transfettsäuren entstehen.

Transfettsäuren kommen in geringen Mengen in tierischen Fetten vor. Bei der Herstellung von Margarine entstehen sie u. a. durch Härtung von Pflanzenfetten.

Wird die cis-Linolsäure durch bestimmte industrielle Fertigungsverfahren in eine Transform überführt, kann das Enzym Delta-6-Desaturase sie nicht mehr umwandeln. So sehr sich das »fleißige Lieschen« auch bemüht und anstrengt, es vergeudet seine Kräfte an der Transform, ohne dass aus der Linolsäure die wertvolle Gamma-Linolensäure entstehen kann.

Margarine ist in Fachkreisen als einer der Hauptlieferanten von versteckten Transfettsäuren verrufen. Zur Entlastung der Margarine muss jedoch erwähnt werden, dass moderne Herstellungsverfahren bei hochwertigen Markenprodukten den Anteil der Transfettsäuren mittlerweile unter zehn Prozent senken konnten.

Versteckte Transfettsäuren im Essen

Amerikanische Untersuchungen haben ergeben, dass Transfettsäuren in vielen Lebensmitteln – allen voran Margarine – teilweise versteckt vorliegen.

Lebensmittel	Anteil an Transfettsäuren
Süßigkeiten	bis zu 38,6 %
Backwaren	bis zu 38,5 %
Pommes frites	bis zu 37,4 %
Pflanzenbackfette	bis zu 37,3 %
Harte Margarinesorten	bis zu 36,0 %
Weiche Margarinesorten	bis zu 21,3 %
Diätmargarine	bis zu 17,9 %
Minderwertige Pflanzenöle	bis zu 13,7 %

Bildung von Gamma-Linolensäure

Aus der Linolsäure, genauer gesagt aus der cis-Linolsäure – die natürliche Form, wie sie im Nachtkerzenöl vorliegt –, stellt der Körper die wichtige Gamma-Linolensäure her. Diese wiederum ist Ausgangsstoff für Prostaglandine, hochaktive hormonähnliche Stoffe, die an fast allen Prozessen und chemischen Reaktionen im Organismus beteiligt sind. Liegt ein Mangel an Gamma-Linolensäure vor, sind körperliche Beschwerden von der Beeinträchtigung des Wohlbefindens bis hin zu – teilweise gravierenden – Krankheiten die Folge.

Zur Prophylaxe gegen derartige Beschwerden oder Krankheiten können Sie das Samenöl der Nachtkerze einnehmen.

Störung der Gamma-Linolensäure-Produktion

Um die Herstellung von Gamma-Linolensäure aus Linolsäure zu ermöglichen, wird als Biokatalysator das Enzym Delta-6-Desaturase benötigt – ein sehr aktives, aber äußerst empfindliches Enzym, das diesen Prozess im Stoffwechsel erst ermöglicht. Verschiedene Faktoren können seine Arbeit erheblich behindern oder sogar wesentlich beeinträchtigen. Zu diesen hemmenden Auslösern gehören Krankheiten oder schädliche Einflüsse, die zum Teil auch mit unserer Lebensführung zusammenhängen. Einige Beispiele:

▶ Erbliche Veranlagung
▶ Diabetes mellitus
▶ Virusinfektionen
▶ Fortgeschrittener Alterungsprozess
▶ Übermäßiger Alkoholgenuss
▶ Rauchen
▶ Bewegungsmangel
▶ Psychische Belastung aufgrund von Dauerstress
▶ Überhöhter Cholesterinspiegel durch zu viel tierische Fette
▶ Verzehr von zu viel gesättigten und gehärteten Fetten
▶ Zu hohe Aufnahme von Transfettsäuren
▶ Zinkmangel durch falsche und einseitige Ernährung

Linolsäure findet sich u. a. auch in Sonnenblumen-, Distel- und Maiskeimöl. Linolensäure enthalten beispielsweise Raps-, Soja- und Leinöl.

15

Das Samenöl von Borretsch enthält zwar mehr Gamma-Linolensäure als Nachtkerzenöl, seine übrigen Inhaltsstoffe sind aber nicht unumstritten.

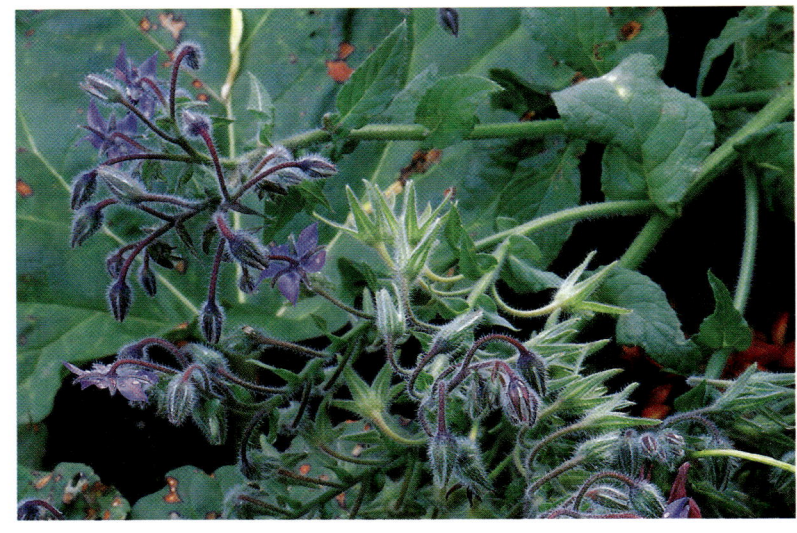

Warum Nachtkerzenöl verwenden?

Zu den therapeutischen Wirkungen der Gamma-Linolensäure zählen neben der Milderung des Juckreizes bei trockener Ekzemhaut eine Verlängerung der beschwerdefreien Phasen und eine Senkung des Verbrauchs eventueller zusätzlicher Medikamente.

Wenn schon die Gamma-Linolensäure für den Organismus so enorm wichtig zur Herstellung von Prostaglandinen ist, dann drängt sich natürlich auch die Frage auf: Weshalb nimmt man nicht gleich Öle mit einem höheren Anteil dieser Fettsäure, wie beispielsweise Johannisbeerkern- oder Borretschöl, zu sich?

Linolsäure und Gamma-Linolensäure

Die Antwort liegt in dem Vorhandensein der beiden Fettsäuren Linol- und Gamma-Linolensäure im Nachtkerzenöl. Man fährt mit ihm sozusagen zweigleisig:

▶ Zum einen wird dem Organismus der Grundstoff Linolsäure zugeführt, aus dem er sich die benötigte Gamma-Linolensäure selbst herstellen kann.

▶ Zum anderen wird, wenn dieser Schritt durch Störfaktoren beeinträchtigt sein sollte, zusätzlich gleichzeitig die Gamma-Linolensäure direkt aufgenommen.

Prostaglandine

Prostaglandine (PG) sind hormonähnliche Substanzen, die auch als Gewebehormone bezeichnet werden. Während echte Hormone in verschiedenen Drüsen innerhalb des Körpers hergestellt und dann über den Blutkreislauf an den Ort ihres Wirkens, beispielsweise den Darm, gelangen, findet die Bildung der Prostaglandine im Gewebe statt, also direkt dort, wo sie benötigt werden. Prostaglandine werden auch nicht auf Vorrat produziert: Ist ihr Einsatz notwendig, werden sie unmittelbar zu diesem Zeitpunkt hergestellt, entfalten ihre Wirkung und werden sofort danach wieder abgebaut. Sie sind also sehr kurzlebig, aber dennoch hochaktiv.

Mehr als 30 verschiedene Prostaglandine sind bekannt, die sich in die drei Gruppen PG1, PG2 und PG3 unterteilen.

Die Gamma-Linolensäure, wie sie im Nachtkerzenöl vorliegt, ist Ausgangsstoff für die Prostaglandine der Gruppen 1 und 2.

Prostaglandine haben übrigens nichts mit der Prostata zu tun. Sie wurden lediglich so genannt, da sie erstmals in den dreißiger Jahren von dem schwedischen Neurophysiologen und Medizinnobelpreisträger Svante von Euler-Chelpin (1905–1983) in der Samenflüssigkeit von Schafen entdeckt wurden. Der Forscher vermutete, dass sie in der Prostata gebildet würden – was sich schon bald als Irrtum erwies, als sie in nahezu allen Organen bei der Frau und beim Mann nachgewiesen wurden. Der Name aber wurde beibehalten.

Kaltgepresste Öle enthalten die Vitaminanteile und natürlichen Fettsäuren der jeweiligen Pflanzen, sind aber im Vergleich zu warmgepressten und extrahierten Ölen weniger lang haltbar.

So wirken Prostaglandine der Gruppe 1

Nachdem aus der Linolsäure im Organismus Gamma-Linolensäure hergestellt wurde, folgt als nächster Schritt die Produktion der Substanz Dihomo-Gamma-Linolensäure, aus der verschiedene Prostaglandine der Gruppe 1, darunter auch das Prostaglandin E1, gebildet werden. Prostaglandin E1 ist als zentrale Steuerung an einer Vielzahl von Stoffwechselprozessen im Körper beteiligt. Liegt ein Mangel daran vor, ist eine Krankheit unweigerlich die Folge.

Funktionen von Prostaglandin E1

▶ Steuert die Fortleitung von Nervenimpulsen über die Nervenbahnen und – an deren Ende – die Freisetzung chemischer Botenstoffe zur weiteren Informationsübertragung durch die Blutbahn

▶ Reguliert und koordiniert die Funktionen des Gehirns

▶ Steuert und unterstützt das Immunsystem

▶ Aktiviert T-Lymphozyten, die als Killerzellen eingedrungene Krankheitserreger bekämpfen

▶ Verstärkt die Wirkung des Bauchspeicheldrüsenhormons Insulin im Zuckerstoffwechsel

▶ Bewirkt eine Absenkung des Cholesterinspiegels

▶ Regt den Abbau von Fett im Organismus an

▶ Beseitigt Übergewicht

▶ Verstärkt die Wirkung der Substanz Adenosinmonophosphat. Sie übersetzt die durch Hormone übermittelten Botschaften von der Zellaußenwand ins Zellinnere und ist für das reibungslose Funktionieren der Muskeln zuständig

▶ Steuert den Kalziumtransport im Organismus

▶ Regt im Magen die Bildung der Magenschleimhaut zum Schutz der Magenwände vor der aggressiven Magensäure an

▶ Verhindert Entzugserscheinungen bei der Entwöhnung Alkoholabhängiger und unterstützt die Regeneration der Leber

▶ Wirkt Entzündungen der Haut entgegen

▶ Beugt Thrombosen vor

▶ Hält die Herzkranzgefäße weit

▶ Bremst die Bildung von Blutpropfen

▶ Wirkt blutdrucksenkend

▶ Unterbindet die Freisetzung gewebeschädlicher Substanzen bei Entzündungsvorgängen im Körper

▶ Dämpft entzündungsauslösende Stoffe bei rheumatischen Erkrankungen und Arthritis, fördert das Abheilen der Entzündungen

▶ Schützt vor Arterienverkalkung

▶ Steuert die Aktivität weiblicher Geschlechtshormone und wirkt regulierend auf den Menstruationszyklus

Ungesättigte Fettsäuren bauen die Zellmembran auf, die den Zellkern und das Zellinnere schützt, isolieren die Nervenzellen oder senken den schädlichen LDL-Cholesterinwert und schützen so vor Herzinfarkt, Schlaganfall oder Arteriosklerose.

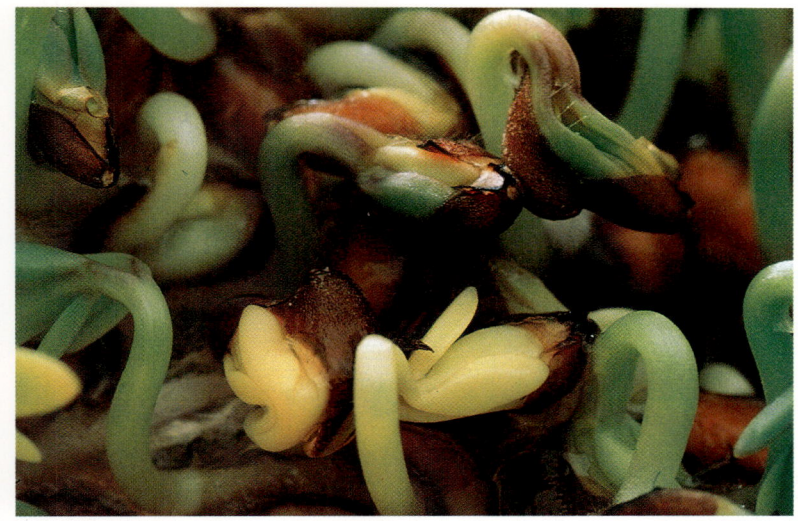

Keimlinge wie Weizenkeime, Kresse- oder Sojasprossen enthalten u. a. recht viel Vitamin B6 und sind besonders leicht verdaulich.

Bildung von Dihomo-Gamma-Linolensäure

Zur Bildung von Dihomo-Gamma-Linolensäure aus der Gamma-Linolensäure benötigt der Körper unbedingt das wasserlösliche Vitamin B6 (Pyridoxin), das in folgenden Lebensmitteln enthalten ist.

Vitamin-B6-reiche Lebensmittel

Brokkoli, Blumenkohl, grüne Bohnen, Rosenkohl, Kohlrabi, Bananen, Porree, Tomaten, Paprika, Feldsalat, Vollkornprodukte, Weizenkeime, Hefe, Sojabohnen, Sardinen, Lachs, Geflügel, Naturreis, Linsen, Avocados, Hefe, Kalbsleber, Rind- und Schweinefleisch

Bildung von Prostaglandin E1

Um dann wiederum das wertvolle Prostaglandin E1 aus der Dihomo-Gamma-Linolensäure herstellen zu können, werden die wasserlöslichen Vitamine C (Askorbinsäure) und Niazin (Nikotinsäure) sowie das Spurenelement Zink gebraucht. Sie können ebenfalls über Nahrungsmittel aufgenommen werden.

Fette schützen den Körper vor mechanischer Einwirkung und Kälte. Sie sind Energielieferant, Bestandteil der Zellmembran, Ausgangsprodukt biologischer Substanzen oder Träger von Aromastoffen und Transportmittel für fettlösliche Vitamine.

Vitamin-C-reiche Lebensmittel

Zitrusfrüchte, Schwarze Johannisbeeren, Hagebutten, Sanddorn, Erdbeeren, Kiwis, Papayas, Nektarinen, Brokkoli, Kohlrabi, Blumenkohl, Rosenkohl, Weiß- und Blaukraut, Wirsing, Kartoffeln, Spinat, Paprika und Feldsalat

Niazinreiche Lebensmittel

Niazin liegt teilweise direkt in Lebensmitteln vor, kann aber im Körper auch aus der Aminosäure Tryptophan gebildet werden. In den genannten Lebensmitteln ist also entweder Niazin oder Tryptophan enthalten: mageres Rind- und Schweinefleisch, Innereien wie Nieren, Herz und Leber, Sardinen, Garnelen, Brathuhn, Erbsen, Aprikosen, Weizenkeime, Pilze, Erdnüsse und Kaffee.

Zinkreiche Lebensmittel

Austern, Schaf-, Rind- und Kalbfleisch, Weizen- und Roggenkeime, Gerste, Grünkern, Haferflocken, Käse, Kürbis- und Sonnenblumenkerne, Thunfisch, Sprotten, Krabben, Garnelen, Muscheln, Sesamsamen, Linsen, Erbsen, Truthahn, Huhn und Zwiebeln

Medikamente, die Azetylsalizylsäure (ASS) enthalten, verhindern die Umwandlung von Arachidonsäure in Prostaglandine der Gruppe 2. Dadurch tragen sie zur Fiebersenkung und Schmerzlinderung bei.

Prostaglandine der Gruppe 2

Prostaglandine der Gruppe 2 werden ebenfalls aus der Dihomo-Gamma-Linolensäure gebildet, allerdings über den Umweg der Arachidonsäure. Diese sorgt im Körper dafür, dass die Zellen geschmeidig bleiben. Arachidonsäure wird im Organismus aller tierischen Lebewesen hergestellt und dann in den Körperzellen gespeichert. Drohen die Zellwände zu starr zu werden, wird die Säure freigesetzt, um sie wieder elastisch zu machen.

Entsteht im Körper ein Entzündungsherd, werden aus der Arachidonsäure Prostaglandine der Gruppe 2 hergestellt. Ihre Auswirkungen werden als unangenehm empfunden: Schmerzen, Fieber und andere, mit Entzündungen verbundene Beeinträchtigungen. Prostaglandine der Gruppe 2 können aber auch den Blutdruck senken oder die Muskeltätigkeit der Gebärmutter während der Geburt unterstützen.

Entzündungen durch Fehlernährung

Arachidonsäure, aus der Prostaglandine der Gruppe 2 gebildet werden, ist in allen tierischen Nahrungsmitteln enthalten. Wird sie über die Ernährung zusätzlich aufgenommen, werden verstärkt Prostaglandine der Gruppe 2 hergestellt. Außerdem werden im Stoffwechsel aus der Arachidonsäure noch weitere Substanzen gebildet, die ein Fortschreiten der Entzündung fördern: so genannte Eucosanoide.

Mit der richtigen Ernährung Entzündungen hemmen

Liegen im Organismus Entzündungen vor, können die unangenehmen Symptome durch eine spezielle Diät positiv beeinflusst werden. Das Vorhandensein der Prostaglandine aus den Gruppen 1 und 2 verschiebt sich aufgrund der Veränderung der Ernährung zugunsten der Prostaglandine der Gruppe 1, welche den Entzündungsvorgängen gegensteuern. Mit dieser Diät können sogar Gelenkentzündungen bei rheumatischen Erkrankungen und damit auch die Schmerzen wesentlich gelindert werden oder sogar ganz verschwinden. Professor Olaf Adam von der Orthopädischen Klinik München-Harlaching betont: »Viele Patienten, die sonst lebenslang Arzneimittel schlucken müssten, können mit gezielter Rheumadiät die Einnahme von Medikamenten drastisch reduzieren oder sogar völlig darauf verzichten.«

> Eine wirksame Rheumadiät erfordert Geduld und Durchhaltevermögen. Professor Olaf Adam: »Es dauert mindestens sechs Wochen, während der konsequent auf die Ernährung geachtet werden muss, bis sich eine Besserung einstellt.«

Antientzündungsdiät

▶ Essen Sie höchstens zwei kleine Fleischmahlzeiten pro Woche.
▶ Verwenden Sie bei der Speisezubereitung hochwertige Pflanzenfette wie Walnuss-, Lein-, Hanf-, Soja- oder Rapsöl.
▶ Auf Ihrem täglichen Speiseplan sollte möglichst viel Obst und Gemüse stehen, das schonend zubereitet wurde, um Vitamine und Spurenelemente weitgehend zu erhalten.
▶ Bringen Sie zweimal pro Woche Soja- oder Fischgerichte (am besten Makrele, Hering oder Wildlachs) auf den Tisch.
▶ Ihr Alkoholkonsum sollte auf ein Minimum reduziert werden.

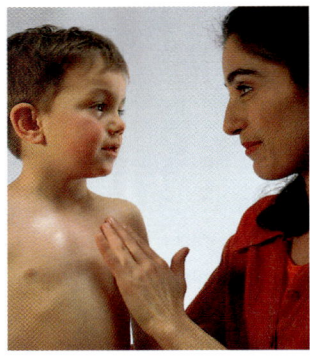

Auch Kinder können ohne Bedenken mit Nachtkerzenöl behandelt werden.

Vorbeugen und Heilen mit Nachtkerzenöl

Nachtkerzenöl kann viele Beschwerden auf sanfte Weise lindern oder ihnen vorbeugen. Außerdem fördert es grundsätzlich das allgemeine Wohlbefinden und ist in der Lage, die schädlichen Auswirkungen von Stress zu mildern oder sogar zu beseitigen. Inhaltsstoffe im Nachtkerzenöl können während einer Schwangerschaft ganz wesentlich dazu beitragen, spätere Allergien bei Kindern zu verhindern.

Alkoholabhängigkeit

Es ist ein zweifelhafter Rekord: Mit einem Pro-Kopf-Verbrauch von 11,5 Liter Alkohol führen Deutsche und Franzosen die Weltrangliste an. Knapp drei Millionen Menschen in Deutschland sind alkoholabhängig – mit der Konsequenz einer um 15 bis 18 Jahre reduzierten Lebenserwartung.

Alkohol und Nachtkerzenöl

Warnung: Nachtkerzenöl soll nicht zu sorglosem Umgang mit Alkohol verleiten. Es ist kein Mittel zur gefahrlosen Steigerung des normalen Alkoholkonsums. Auch verringert es nicht die Risiken bei der Teilnahme am Straßenverkehr nach Alkoholgenuss, da es weder den Blutalkoholgehalt absenkt noch zu einem rascheren Abbau beiträgt.

Mäßiger Alkoholkonsum verstärkt die positive Wirkung des aus dem Öl gebildeten Prostaglandins E1, übermäßiger Alkoholgenuss hemmt sie. Außerdem blockiert ein Übermaß an Alkohol die Herstellung von Gamma-Linolensäure aus cis-Linolsäure. Untersuchungen an Alkoholikern ergaben überdies, dass ihr Prostaglandin-E1-Spiegel sehr niedrig war – dies stellt einen beträchtlichen Risikofaktor für das Entstehen von Herzerkrankungen, Leberleiden, Bluthochdruck, allgemeiner Immunschwäche oder Funktionsstörungen der Gehirn- und Nervenzellen dar.

Wenn sich der Patient erst einmal zu einem Entzug entschlossen hat, leistet Nachtkerzenöl wertvolle Unterstützung beim Durchhalten.

Nachtkerzenöl unterstützt den Entzug

Nachtkerzenöl reduziert die gefürchteten Entzugserscheinungen wie Körperzittern und Depressionen und unterstützt gleichzeitig die Regeneration und Wiederherstellung der Funktionen von Gehirn- und Leberzellen. Auch Suchtgefühle, die nach neuem Alkohol verlangen, werden abgeschwächt.

Nachtkerzenöl beugt Katerstimmung vor

Salate oder andere Kaltspeisen, die mit ein bis zwei Teelöffeln Nachtkerzenöl (pro Person) zubereitet wurden, können Kopfschmerzen und andere Katersymptome am nächsten Morgen sehr erfolgreich verhindern. Das Gleiche bewirken vier bis sechs Kapseln mit jeweils 500 Milligramm Nachtkerzenöl, nach einer durchzechten Nacht vor dem Schlafengehen eingenommen.

Allergien bei Kindern

Zwischen 25 und 30 Millionen Deutsche leiden bereits an einer Allergie, etwa jedes fünfte Kind ist davon betroffen. Fünf bis acht Prozent aller Säuglinge und Kleinkinder entwickeln während der ersten beiden Lebensjahre eine Nahrungsmittelallergie, fünf bis zehn Prozent eine Neurodermitis und acht bis zwölf Prozent Asthma. Ärzte befürchten, dass sich diese Zahlen auch in Zukunft nicht besser darstellen, sondern die Häufigkeit von Allergien bereits in den ersten Lebensjahren noch weiter zunehmen wird.

»Asthma, Heuschnupfen und Neurodermitis werden die Epidemien des 21. Jahrhunderts. Der Gipfel dieser Erkrankungen ist noch längst nicht erreicht«, sagt Professor Ulrich Wahn, Allergologe am Berliner Virchow-Klinikum. Bei Asthma und Neurodermitis, zwei Arten allergischer Reaktionen, trägt das Nachtkerzenöl zu einer wesentlichen Linderung der Beschwerden bei.

Allergie – eine Erbkrankheit?

Einer Studie zufolge erkranken Kinder häufiger an Allergien, wenn auch die Eltern Allergiker sind. Ist ein Elternteil Allergiker, liegt die Wahrscheinlichkeit, dass auch der Nachwuchs unter einer Allergie leidet, bei 40 Prozent. Sind beide Elternteile Allergiker, steigt das Risiko sogar auf 60 Prozent an.

So entsteht eine Allergie

Die Auslöser für eine Allergie sind z. B. Pollen, Hausstaub, Tierhaare, Schimmelpilze, Bestandteile in der Nahrung, Insektengifte, Metalle und Chemikalien in der Luft, in Putz- und Körperpflegemitteln, in Möbeln oder in Stoffen. In jedem dieser Fälle stuft ein irregeführtes Immunsystem im Grund harmlose Substanzen als gefährlich ein. Es folgt eine überschießende Immunreaktion, während der entzündungsfördernde Substanzen ausgeschüttet werden. Die Symptome reichen von Heuschnupfen, aus dem sich in etwa jedem dritten Fall binnen zehn Jahren Asthma entwickelt, über Hautekzeme (Neurodermitis, auch als atopisches Ekzem bezeichnet) bis hin zu Übelkeit, Erbrechen, Magen-Darm-Krämpfen und Durchfällen.

Ursachen für Allergien bei Kleinkindern

Übertriebene Hygiene während der ersten Lebensjahre kann das Risiko erhöhen, dass Kinder zu Allergikern werden. So konnten Wissenschaftler an der Klinik für Kinder- und Jugendmedizin der Universität Bochum die so genannte Schmuddeltheorie erhärten: Ein frühzeitiger Kontakt von Kindern mit Krankheitserregern wie Bakterien und Viren kann das Immunsystem derart stabilisieren, dass der spätere Ausbruch von Allergien unterbunden wird. Die Fürsorge der Eltern, dass ihre Kinder in einer übermäßig hygienischen und sauberen Umgebung aufwachsen, sollte deshalb nicht zu weit getrieben werden.

Normale Sauberkeitsverhältnisse im Umgang mit Säuglingen und Kleinkindern schaden nicht, sondern können vielmehr Schaden in Form von späteren Allergien abwenden.

Ursachen für Allergien bei Säuglingen

Neben einer Vielzahl anderer Einflüsse, z. B. Umweltgifte, gibt es zwei Anhaltspunkte für das Entstehen von Allergien bei Babys:
▶ Die Funktionsweise des Enzyms Delta-6-Desaturase, das zur Umwandlung von Linolsäure in Gamma-Linolensäure benötigt wird, ist teilweise beeinträchtigt. Dadurch kommt es zu einem Mangel an Gamma-Linolensäure. Das hat wiederum zur Folge, dass nicht ausreichend Prostaglandin E1, also der Schutzfaktor vor Allergien, gebildet werden kann.

▶ Die Muttermilch enthält auch Gamma-Linolensäure. Sie macht etwa ein Prozent des Fettanteils der Muttermilch aus. Können Babys nicht gestillt werden, kann es in ihrem Organismus zu einem Mangel an Gamma-Linolensäure und damit auch an allergievorbeugendem Prostaglandin E1 kommen.

So können Mütter Allergien vorbeugen

Mütter, die stillen

Eine Untersuchung bei Müttern, die zwischen dem zweiten und sechsten Monat der Stillzeit Nachtkerzenöl zu sich nahmen, ergab, dass sich damit der Gehalt an Gamma-Linolensäure in der Muttermilch steigern ließ. So können Mütter dazu beitragen, ihren Babys eine ausreichende Versorgung mit Gamma-Linolensäure zur Bildung des Allergieschutzfaktors Prostaglandin E1 zu gewährleisten. Das gilt ganz speziell für Mütter, die selbst an Allergien oder Neurodermitis leiden. Bei ihnen liegt sehr wahrscheinlich ein Mangel an Gamma-Linolensäure im Organismus vor, der sich natürlich auch auf den Gamma-Linolensäure-Gehalt in der Muttermilch auswirkt.

Mütter, die nicht stillen

Es ist wichtig, Babys, die nicht von ihren Müttern gestillt werden, und Kleinkinder direkt mit der wertvollen Gamma-Linolensäure zu versorgen. Allerdings ist während der ersten fünf Lebensmonate das Darmmilieu von Babys noch nicht vollständig ausgebildet, so dass nur eine unzureichende Aufnahme der Gamma-Linolensäure über den Darm stattfinden kann. Schwierigkeiten bei der Aufnahme von Gamma-Linolensäure über den Darm wurden sogar später noch bei Kleinkindern beobachtet, deren Verdauungssystem schon vollständig ausgereift war. Es wird deshalb empfohlen, bei Babys und Kleinkindern das Nachtkerzenöl in die Haut einzumassieren, wodurch es rasch vom Körper aufgenommen wird. Bei der Dosis richtet man sich am besten nach der Menge an Gamma-Linolensäure, die normalerweise in der Milch gesunder Mütter enthalten ist: Sie entspricht einer Menge von rund 1500 Milligramm Nachtkerzenöl.

Im Gegensatz zur Muttermilch der meisten anderen Säugetiere enthält menschliche Muttermilch Gamma-Linolensäure. Auch in der Kuhmilch ist lediglich Linolsäure, aber keine Gamma-Linolensäure enthalten.

Asthma

Rund acht Millionen Deutsche leiden unter Bronchialasthma, das sich durch quälende Hustenanfälle mit Atemnot äußert. Das Leiden wird generell unterschätzt: Etwa alle 100 Minuten stirbt ein Bundesbürger an der Folge eines Asthmaanfalls. Jährlich fordert die Krankheit mehr als 5000 Todesopfer.

Organische Ursachen von Asthma

Die Ursache von Asthma ist eine Verkrampfung der Bronchialmuskulatur, verbunden mit einer Entzündung des Bronchialsystems, Schwellungen der Schleimhäute und einer übermäßig starken Schleimproduktion. Die Krämpfe führen dazu, dass nicht die gesamte verbrauchte Luft wieder ausgeatmet werden kann. Beim Einatmen ist deshalb nur ungenügend Platz in der Lunge für frische Luft vorhanden. Asthmatiker haben dann das Gefühl, zu wenig Luft zu bekommen und leiden unter quälender Atemnot: Weniger das Einatmen, vor allem das Ausatmen ist stark behindert.

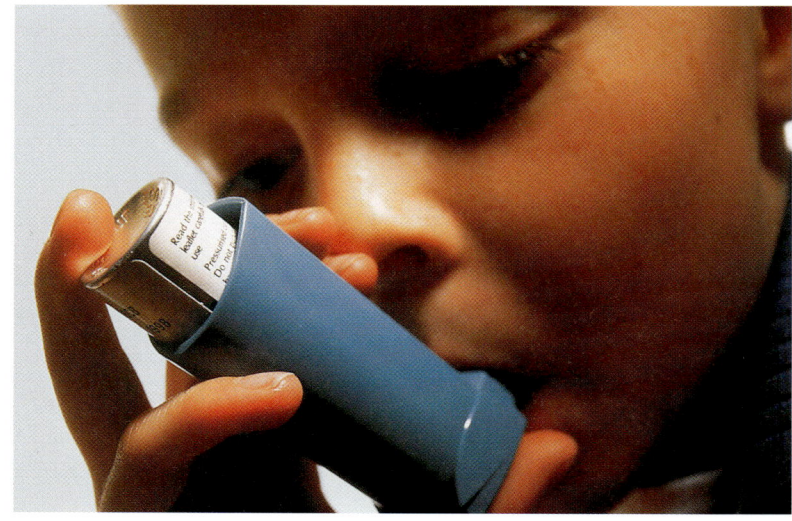

Umstrittene Soforthilfe bei akuten Asthmaanfällen – ein Inhalator mit bronchienerweiterndem Spray.

Wie wirkt Nachtkerzenöl gegen Asthma?

Beim Auftreten von Asthmaanfällen spielen die so genannten Leukotriene eine Rolle. Diese Substanzen werden unter Mitarbeit des Enzyms 5-Lipoxygenase aus der Arachidonsäure gebildet. Gamma-Linolensäure, wie sie im Nachtkerzenöl enthalten ist, kann die Produktion von Leukotrienen eindämmen – und somit Asthmaanfällen erfolgreich vorbeugen. Außerdem unterbindet das aus der Gamma-Linolensäure im Körper gebildete Prostaglandin E1 die Freisetzung der in den Körperzellen gespeicherten Arachidonsäure. So verringert sie die Menge des Ausgangsstoffs, aus dem Leukotriene hergestellt werden. Gleichzeitig wirkt das Gewebehormon Prostaglandin E1 auch direkt entzündungshemmend.

Bei allergischem Asthma sollten Sie nach Möglichkeit die Allergieauslöser – soweit bekannt – meiden.

Anwendung von Nachtkerzenöl gegen Asthma

Beruhigend und entkrampfend bei Asthma wirkt ein Eibischtee mit Nachtkerzenöl. Geben Sie 1 Esslöffel Eibischwurzeln auf 1/4 Liter kaltes Wasser, und lassen Sie die Mischung 1/2 Stunde lang stehen. Ab und umrühren. Dann die Mischung auf etwa 35 bis 40 °C anwärmen. 15 Tropfen Nachtkerzenöl mit 1 Esslöffel Tee vermischen und in den Tee geben. Abends vor dem Schlafengehen jeweils 1 Tasse davon in kleinen Schlucken trinken.

Eibischwurzeln zur Teezubereitung gibt es in der Apotheke, im Reformhaus oder im Kräuterladen zu kaufen.

Was Sie sonst noch tun können

▶ Achten Sie auf ausreichende Bewegung. Treiben Sie regelmäßig Ausdauersportarten wie beispielsweise Wandern, Fahrradfahren oder Schwimmen, im Winter Langlauf.
▶ Auf Nikotin sollten Sie am besten ganz verzichten.
▶ Kontrollieren Sie Ihr Körpergewicht.
▶ Versuchen Sie, Entspannungstechniken, beispielsweise autogenes Training oder spezielle Atemgymnastik, zu lernen.
▶ Beugen Sie Infektionen durch Abhärtung in der Sauna oder mit Wechselduschen vor.

Bluthochdruck

Die Zahlen sind erschreckend: 32 Prozent aller Frauen und 44 Prozent aller Männer über 40 Jahre leiden an Bluthochdruck (Hypertonie). Von den über 50-Jährigen, so eine Statistik des Deutschen Grünen Kreuzes in Marburg, müsste dringend jeder Zweite regelmäßig kontrolliert und behandelt werden. Doch die meisten ahnen nicht einmal, dass ihr Blutdruck gefährlich erhöht ist. Deshalb gehen sie nicht zum Arzt und leben in der Gefahr, als Spätfolge ihrer Krankheit einen Schlaganfall oder Herzinfarkt zu erleiden.

So funktioniert der Blutkreislauf

Unser Herz pumpt ohne Unterbrechung Blut durch das Gefäßsystem. Beim gesunden Menschen sind es im Ruhezustand jede Minute zwischen fünf und sechs Liter. Unter hohem Druck schießt das Blut mit einer Geschwindigkeit von rund 70 Zentimeter pro Sekunde aus der linken Herzkammer in die daran anschließende Hauptschlagader. Von dort aus wird es auf dem Weg durch den Körper in mehrere Nebenschlagadern verteilt – bis hin in kleinste Arterien. Sie sind so eng, dass die Fließgeschwindigkeit auf rund drei Zentimeter pro Sekunde gedrosselt wird. Ist der Blutdruck erhöht, drohen den empfindlichen Gefäßwänden aller Adern auf Dauer irreparable Schäden – sie sind der ständigen Belastung nicht gewachsen.

Bluthochdruck ohne Grund?

In 95 Prozent aller Fälle sind die Ärzte ratlos. Die Untersuchung von Organen und Gefäßen dieser Patienten ergibt keinen krankhaften Befund als Ursache. Kein noch so kleiner Hinweis deutet darauf hin, dass im Körper etwas nicht in Ordnung wäre. Und doch ist der Blutdruck erhöht. Hypertonologen (Wissenschaftler, die den Bluthochdruck erforschen) bezeichnen diese Form als essenziellen oder primären Hochdruck. Es wird vermutet, dass die Ursachen genetisch bedingt sind.

Bluthochdruck gehört heute zu den am häufigsten vorkommenden Volkskrankheiten. Rund 3,5 Millionen Bundesbürger weisen nach Untersuchungen der Deutschen Hypertonie-Gesellschaft in Heidelberg eine bluthochdruckbedingte Schädigung des Herzes auf. Bei 40 Prozent aller Deutschen, die vor dem 60. Lebensjahr sterben, sind die Folgen des hohen Blutdrucks die Todesursache.

Nachweisbare Ursachen für Bluthochdruck

Nur bei fünf Prozent aller Patienten wird ein Grund für ihr Leiden gefunden. Häufige Ursache ist Arteriosklerose – Ablagerungen an den Innenwänden der Blutgefäße. Dadurch werden die Adern verengt, und der Blutdruck steigt – vergleichbar mit der Engstelle eines Wasserschlauchs. Auch dort nimmt der Wasserdruck zu. Weniger häufige Gründe von Bluthochdruck sind Nieren-, Drüsen- oder Herzkrankheiten sowie Nebenwirkungen von Medikamenten.

Wann ist Blutdruck normal?

Bei der Blutdruckmessung unterscheidet man zwischen zwei Werten: systolisch und diastolisch. Zieht sich der Herzmuskel zusammen, pumpt er das Blut aus der linken Herzkammer in die Adern – eine Druckwelle läuft durch das Gefäßsystem. Sie ist an verschiedenen Stellen des Körpers – z.B. am Hals oder am Handgelenk – als Pulsschlag zu spüren. Wird in diesem Moment der Blutdruck gemessen, ergibt das den höheren (systolischen) Wert.
Der niedrigere (diastolische) Wert liegt vor, wenn sich das Herz wieder entspannt. Die Herzkammer weitet sich, der Druck im Gefäßsystem fällt vorübergehend ab, bis durch das Herz dann erneut Blut in die Gefäße gepumpt wird.

Die Einheit »mmHg« steht für Millimeter Quecksilbersäule. Sie stammt noch aus früheren Zeiten, als man den Blutdruck mit Geräten bestimmte, in denen durch den Druck eine Quecksilbersäule angehoben wurde und die Höhenveränderung in Millimeter die Blutdruckwerte anzeigte.

Richtwerte für den Blutdruck

Die Weltgesundheitsorganisation (WHO) teilt die Blutdruckskala nach folgenden Blutdruckwerten ein:

Blutdruck	Unterer Wert	Oberer Wert
Hoher Blutdruck	Über 95 mmHg	Über 160 mmHg
Grenzbereich	Zwischen 90 und 95 mmHg	Zwischen 140 und 160 mmHg
Normalwerte	Bis 90 mmHg	Bis 140 mmHg

Was verursacht hoher Blutdruck?

Hoher Blutdruck verursacht nur selten wahrnehmbare Beschwerden wie Kopfschmerzen oder Herzklopfen, ist aber auch ohne diese Symptome äußerst schädlich. Er bewirkt Augenschäden sowie Nierenfunktionsstörungen, die den Blutdruck noch weiter anheben, und fördert das Entstehen von Arteriosklerose. Häufig mündet dies in einen Teufelskreis: Arteriosklerose erhöht den Blutdruck, wodurch wiederum die Arteriosklerose zunimmt und der Blutdruck ansteigt.

Moderne Blutdruckmessgeräte verfügen über hochempfindliche Sensoren, die exakt die Momente des höchsten und niedrigsten Blutdrucks registrieren können und ihn zu diesen Zeitpunkten messen.

Nachtkerzenöl kontra Bluthochdruck

Normalerweise ist das Blut in den Gefäßen dünnflüssig und geschmeidig. Verschiedene Hormone sorgen für ein ausgeglichenes Verhältnis zwischen gerinnungsfördernden und gerinnungshemmenden Substanzen. Das Gleichgewicht verschiebt sich erst im Notfall: Kommt es aufgrund einer Verletzung zu einer blutenden Wunde, gerinnt das Blut, und die Blutung wird gestoppt – Blutplättchen verklumpen miteinander und bilden einen zuverlässigen Verschluss der Wunde. Das ist lebensnotwendig, da wir sonst schon bei kleinen Verletzungen verbluten würden. Kommt es aber innerhalb der Gefäße zu einer unerwünschten Verschiebung des Gleichgewichts, beispielsweise zwischen den gerinnungsfördernden und den gerinnungshemmenden Substanzen, so dass eine erhöhte Gerinnungsneigung vorliegt, verklumpen die Blutplättchen, und es entsteht ein so genannter Thrombus – ein gefährlicher Blutpfropf, der das Gefäß verschließen und damit den Blutfluss unterbrechen kann.

Prostaglandin E1, das aus der Gamma-Linolensäure z. B. des Nachtkerzenöls gebildet wird, unterdrückt bereits in geringen Mengen das Zusammenkleben von Blutplättchen, verhindert damit die Bildung gefäßverschließender Pfropfen und wirkt so einer Erhöhung des Blutdrucks entgegen. Bereiten Sie deshalb so viele Speisen wie möglich mit Nachtkerzenöl zu, oder führen Sie ab und zu eine Kur mit Nachtkerzenöl durch. Als natürliche und effektive Prophylaxe dienen Ihnen die Anregungen im Rezeptteil ab Seite 82.

Cholesterinspiegel, erhöhter

Cholesterin ist eine Fettsubstanz, die zum Teil im Organismus von Leber, Darm und Haut gebildet wird, aber auch über die Nahrung mit tierischen Fetten in den Körper gelangt. In normaler Konzentration ist Cholesterin lebensnotwendig.

Aufgaben von Cholesterin im Organismus

▶ Cholesterin schützt die Leber vor Erkrankungen wie beispielsweise Infektionen.
▶ Es ist Grundsubstanz für die Bildung der Geschlechts- und Nebennierenrindenhormone.
▶ Cholesterin spielt eine entscheidende Rolle im Immunsystem, indem es die Abwehrkräfte aktiviert.
▶ Es fördert die Aufnahme der Vitamine A, E und D sowie des Mineralstoffs Kalzium aus der Nahrung.
▶ Cholesterin ist Baustoff der roten Blutkörperchen.
▶ Es sorgt für Elastizität der Muskeln und verleiht ihnen Kraft.

Wann ist Cholesterin schädlich?

Ob Cholesterin zu Arteriosklerose führt, hängt nicht allein von seiner Konzentration im Blut ab. Wichtig ist, in welchem Verhältnis zwei verschiedene Cholesterin-Eiweiß-Verbindungen (Lipoproteine) zueinander stehen. Cholesterin bewegt sich nämlich nicht aus eigener Kraft durch den Organismus, sondern benötigt dazu ein Transportmittel, nämlich Eiweißkörper. Man unterscheidet zwischen »guten« und »schlechten« Cholesterin-Fett-Verbindungen.

»Schlechte« Lipoproteine
So genannte LDL-Verbindungen (low density lipoproteins) befördern das Cholesterin zur Weiterverarbeitung mit dem Blutstrom in die Körperzellen. Liegt im Organismus ein Überangebot davon vor, das in

Cholesterin ist eine wichtige Substanz: Ist zu wenig davon im Organismus vorhanden, kommt es zu einer Muskelschwäche, die auch den Herzmuskel befällt und zum Herzstillstand führen kann. Doch diese Gefahr ist verschwindend gering, da mit unserer Ernährung in der Regel mehr Cholesterin aufgenommen wird, als der Körper benötigt.

Falsche Ernährung mit zu viel und zu fettem Fleisch kann zur Entstehung von Arteriosklerose beitragen.

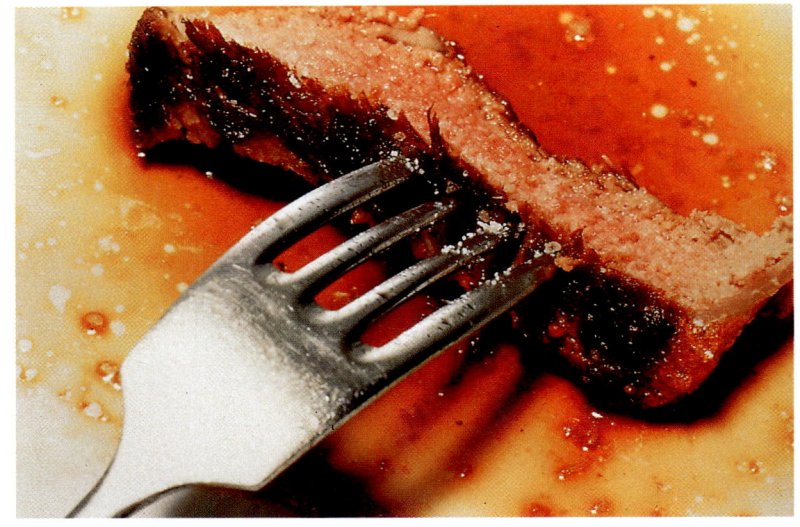

In tierischen Fetten aus Fleisch, Wurst, Milchprodukten und Eiern befinden sich hauptsächlich gesättigte Fettsäuren, die schädliche LDL-Verbindungen fördern. Überdenken Sie daher Ihren Konsum solcher Lebensmittel.

erster Linie durch die Aufnahme von zu viel tierischen Fetten mit der Nahrung entsteht, kommt es zu einem Stau in den Gefäßen. Das überschüssige Cholesterin lagert sich Schicht für Schicht an den Arterienwänden ab. Die Folge ist eine zunehmende Verkalkung, die bis zum Gefäßverschluss führen kann.

»Gute« Lipoproteine

HDL-Verbindungen (high density lipoproteins) sind die Gegenspieler der LDL-Verbindungen. Diese Eiweißkörper durchströmen das Gefäßsystem und sammeln Cholesterinablagerungen an den Aderwänden ein, um sie zum Abbau in die Leber zu bringen. Dort werden sie z. B. als Ausgangsstoff für die Produktion von Gallensäure eingesetzt, die für die Verdauung notwendig ist. Gesundheitlich unbedenklich ist es, wenn der Anteil des guten HDL-Cholesterins mindestens ein Viertel des Gesamtcholesterinwerts ausmacht. Nachdem jedoch auch das Verhältnis von LDL- zu HDL-Cholesterin eine Rolle spielt, gibt es bei einem Gesamtwert von 300 Milligramm pro Deziliter Blut keinen Grund zur Sorge, wenn der Anteil des guten HDL-Cholesterins 75 Milligramm pro Deziliter Blut und mehr beträgt. Liegt er darunter, nimmt das Risiko zu, an Arteriosklerose zu erkranken.

Normale Cholesterinwerte

Nach der Auswertung zahlreicher Studien in den USA werden für den Gesamtcholesteringehalt im Blut – gemessen in Milligramm pro Deziliter (mg/dl) – abhängig vom Alter folgende Grenzwerte empfohlen:

▶ Bis 29 Jahre: bis zu 200 Milligramm pro Deziliter
▶ 30 bis 39 Jahre: bis zu 225 Milligramm pro Deziliter
▶ 40 bis 49 Jahre: bis zu 245 Milligramm pro Deziliter
▶ Ab 50 Jahre: bis zu 265 Milligramm pro Deziliter

So senkt Nachtkerzenöl den Cholesterinspiegel

Prostaglandin E1, das im Körper aus der im Nachtkerzenöl enthaltenen Gamma-Linolensäure gebildet wird, senkt den Cholesterinspiegel. In Studien konnte nachgewiesen werden, dass bei der täglichen Einnahme von acht Kapseln mit jeweils 500 Milligramm Nachtkerzenöl nach einem Zeitraum von etwa zwölf Wochen eine Senkung des Cholesterinspiegels – insbesondere des gefährlichen LDL-Cholesterins – um durchschnittlich 18 Prozent erreicht werden kann.

Rezept gegen hohe Cholesterinwerte

Die in Artischocken enthaltene Substanz Cynarin ist hervorragend dazu geeignet, den Cholesterinspiegel abzusenken und Arteriosklerose vorzubeugen. Warum also nicht die Heilkräfte der Artischocke mit denen der Nachtkerze kombinieren? Artischockensaft kann als Frischpflanzenpresssaft im Reformhaus gekauft werden.

Geben Sie 1 Esslöffel Artischockensaft auf 1 Glas Wasser, und fügen Sie 5 bis 10 Tropfen Nachtkerzenöl hinzu. Noch besser ist es, wenn Sie Artischockensaft und Nachtkerzenöl mit 1 Glas Tomatensaft mischen. Tomatensaft enthält reichlich Vitamin B6, das der Körper zur Umwandlung von Gamma-Linolensäure in Dihomo-Gamma-Linolensäure benötigt, aus der wiederum Prostaglandin E1 hergestellt wird. Trinken Sie täglich 2-mal 1 Glas dieser Mischung.

Ärzte am Aoto Hospital der Jikei Medical University in Tokio/Japan verabreichten 19 Patienten mit stark erhöhten Cholesterinwerten über 16 Wochen Nachtkerzenöl. Dabei stellten sie fest, dass der Anteil des schädlichen LDL-Cholesterins erheblich sank.

Hohe Cholesterinwerte bei Säuglingen

In einer groß angelegten Studie haben Ärzte am Institut für Präventive Kardiologie der Universitätsklinik Homburg den Cholesterinwert im Blut von Neugeborenen untersucht. Das Ergebnis: Von 10 000 Babys wiesen 452 erheblich erhöhte Blutfettwerte auf, die sich bei 70 Prozent auch nach einer Kontrolluntersuchung im Alter von vier Jahren noch nicht normalisiert hatten. Eine gefährliche Zeitbombe, da hohe Cholesterinkonzentrationen im Blut Ursache der koronaren Herzkrankheit sind, deren Auswirkungen später von Angina pectoris bis zum Herzinfarkt reichen können.

Mit Nachtkerzenöl vorsorgen

Da die Analyse des Blutcholesteringehalts bei Babys nicht zu den gesetzlich vorgeschriebenen Vorsorgeuntersuchungen während der ersten sechs Lebensjahre gehört, kann hier vorsorglich verabreichtes Nachtkerzenöl eine wirksame Vorbeugungsmaßnahme zur Senkung eines möglicherweise erhöhten Cholesteringehalts darstellen. Sprechen Sie aber unbedingt mit Ihrem Arzt über die Höhe der Dosierung.

Chronisches Erschöpfungssyndrom (CFS)

Ständige Erschöpfungszustände werden oft unterschätzt. In Verbindung mit Allergien, Pilzerkrankungen, Kopf-, Gelenk- und Gliederschmerzen können sie auch Symptom des Chronischen Erschöpfungssyndroms (CFS = Chronic Fatigue Syndrome) sein. Allein in Deutschland leiden etwa 1,6 Millionen Menschen an dieser Krankheit. In Einzelfällen wurde mit Nachtkerzenöl bei CFS eine Besserung erzielt, allerdings ist die Wirkung nicht mit wissenschaftlichen Studien belegt. So konnte an der Universität Miami ein Patient erfolgreich mit Nachtkerzenöl und Vitamin B12 behandelt werden. Über eine ähnlich gute Erfahrung mit Nachtkerzenöl und Vitamin B12 berichtet auch eine Chronic-Fatigue-Patientengruppe in Neuseeland.

Warnung: Kinder, die an einer besonderen Form von Epilepsie, der Temporallappen-Epilepsie, leiden, dürfen kein Nachtkerzenöl einnehmen, da es zu einer Verschlechterung des Leidens kommen könnte! Studien haben gezeigt, dass dieses Risiko zwar lediglich bei hoher Dosierung des Nachtkerzenöls besteht – es sollte trotzdem niemals ohne Rücksprache mit dem Arzt verabreicht werden. Das Gleiche gilt auch für Erwachsene mit dieser Krankheit.

Diabetes mellitus (Zuckerkrankheit)

Zwischen vier und fünf Millionen Menschen leiden in Deutschland an Diabetes mellitus, einer krankhaften Störung des Zuckerstoffwechsels. Neben den für die Betroffenen schon genügend unangenehmen Symptomen der Zuckerkrankheit besteht auch die Gefahr schwer wiegender Folgeschäden aufgrund eines langfristig erhöhten Blutzuckers. Zucker wird in Form von Kohlenhydraten über die Nahrung aufgenommen, etwa mit Obst, Nudeln, Brot, Kartoffeln oder Hülsenfrüchten. Die Kohlenhydrate werden im Darm in Glukose umgewandelt und anschließend in der Leber zwischengespeichert. Sie gibt die Glukose gleichmäßig an das Blut ab, um mit ihm zur Verbrennung in jede Körperzelle transportiert zu werden. Da sich die Körperzellen nicht von selbst öffnen können, um die Glukose aufzunehmen, greift das Bauchspeicheldrüsenhormon Insulin ein. Es schleust die Glukose in das Innere der Zellen.

Der Typ-I- oder juvenile Diabetes mellitus kann bereits bei Neugeborenen auftreten: Ihr Organismus produziert zu wenig oder gar kein Insulin. Der Typ-II- oder Altersdiabetes dagegen kommt meist nicht durch einen Mangel an Insulin, sondern durch eine reduzierte Ansprechbarkeit der Zellen auf dieses Hormon zustande.

Hinweise auf Diabetes mellitus

▶ Übermäßig starker Durst auch ohne körperliche Anstrengung und häufiger Harndrang
▶ Ständige Müdigkeit, Konzentrationsschwäche und Abgespanntheit
▶ Lästiges Hautjucken am ganzen Körper und überwiegend im Genitalbereich
▶ Schlechte und verzögerte Wundheilung; selbst kleine und oberflächliche Hautverletzungen eitern
▶ Neigung zur Furunkelbildung: An den Haarwurzeln bilden sich Knötchen, die sich entzünden und als Eiterpusteln aufplatzen
▶ Häufige Nervenentzündungen
▶ Immer weniger Lust auf Sex
▶ Übermäßiges Schwitzen auch im Ruhezustand
▶ Wiederkehrende Entzündungen der Mundschleimhäute
▶ Heißhunger und Übelkeit nach dem Essen
▶ Muskelkrämpfe und starkes Zittern der Finger

Organische Ursachen für Diabetes mellitus

Wird zu wenig Insulin produziert oder ist es in seiner Wirkung eingeschränkt, kann die Glukose nicht zur Verbrennung in die Körperzellen gebracht werden. Es kommt zu einem Zuckerstau im Blut – die Betroffenen leiden an Diabetes mellitus.

Zwei Formen von Diabetes mellitus

Jugend- oder Typ-I-Diabetes

Schon in der Jugend kann es vorkommen, dass die Bauchspeicheldrüse immer weniger Insulin bildet und in manchen Fällen die Produktion ganz einstellt. Etwa zehn Prozent aller Zuckerkranken gehören zu diesen so genannten Typ-I-Diabetikern. Sie müssen das Hormon ihr Leben lang durch Injektionen von außen zuführen.

Alters- oder Typ-II-Diabetes

Diese Form tritt meistens erst nach dem 40. Lebensjahr auf. Üppige und fette Ernährung, verbunden mit Bewegungsmangel, haben dem Organismus im Lauf der Jahre so stark zugesetzt, dass er nicht mehr genügend auf Insulin anspricht. Kommt noch Veranlagung hinzu, steigt das Erkrankungsrisiko: Es liegt bei rund 40 Prozent, wenn Familienangehörige bereits an Diabetes mellitus leiden. Da die Insulinproduktion bei Typ-II-Diabetikern über einen längeren Zeitraum allmählich nachlässt, benötigen sie nur selten Insulinspritzen. Und wenn doch, dann häufig erst im fortgeschrittenen Alter. Meistens genügt das Einhalten einer Diät, um eine Verschlimmerung der Krankheit und den Ausbruch von Begleitleiden zu verhindern.

Folgeerkrankungen von Diabetes mellitus

Neuropathie

Diabetes mellitus schädigt die Nerven, so dass die Leitgeschwindigkeit der Nervenimpulse nachlässt und sich allmählich eine zunehmende Gefühllosigkeit einstellt. Erste Anzeichen hierfür sind Kribbeln und

Ärzte der Kinderklinik der Juntendo Universität in Tokio/Japan verabreichten elf zuckerkranken Kindern (Typ-I-Diabetes) über vier Monate Gamma-Linolensäure in Form von Nachtkerzenölkapseln. Nach Ablauf dieser Zeit stellten sie fest, dass sich der durch den Diabetes mellitus gestörte Prostaglandin- und Fettstoffwechsel durch die direkte Gabe von Gamma-Linolensäure positiv verändert und stabilisiert hatte.

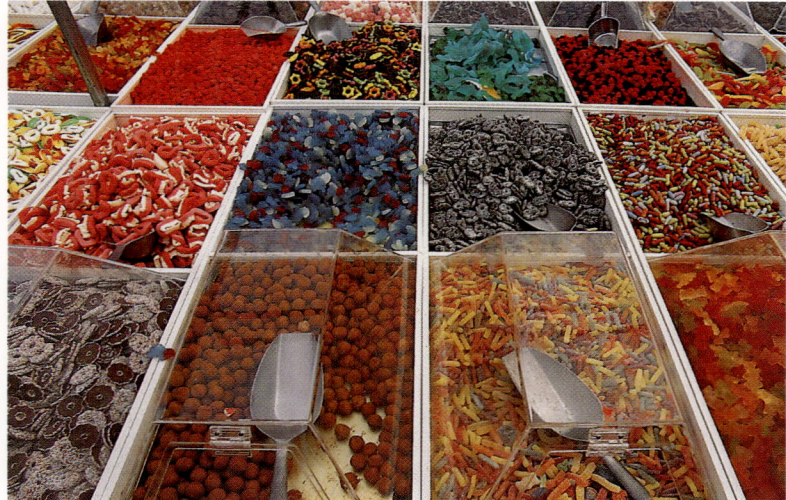

*Farbenfrohe Verführer:
Süßigkeiten sind reines
Gift für Diabetiker.*

»Ameisenlaufen« in den Gliedmaßen, später kann dies bis zur vollständigen Taubheit führen.

Neuropathie ist auch der Grund, weshalb Druckstellen oder Verletzungen an den Zehen nicht wahrgenommen werden, selbst wenn sie so weit fortgeschritten sind, dass das Gewebe abstirbt. Diabetiker verspüren in diesen Fällen keinen warnenden Schmerz.

Mikroangiopathie

Auf der Innenseite kleiner Gefäße kommt es infolge des gestörten Zuckerstoffwechsels zu Eiweißablagerungen. Der ohnehin schon enge Gefäßdurchmesser wird zusätzlich eingeschränkt, die Folge sind Durchblutungsstörungen. Die verschlechterte Wundheilung kann ein möglicher Hinweis darauf sein.

Makroangiopathie

Auf der Innenseite auch größerer Gefäße kommt es zu Fettablagerungen, die den Gefäßdurchmesser allmählich immer enger werden lassen. Das kann sich in Form schwerer Durchblutungsstörungen, beispielsweise in den Beinen, äußern, aber auch bis hin zu einem Herzinfarkt oder einem Schlaganfall führen.

Besonders häufig betroffen von der Makroangiopathie sind Typ-II-Diabetiker, die meistens an Übergewicht und Bewegungsmangel leiden und durch ihre üppige Ernährung auch hohe Blutfettwerte aufweisen.

Retinopathie

Die schädlichen Auswirkungen der Zuckerkrankheit auf Blutgefäße betreffen auch die Adern in den Augen. Diese werden spröde und brüchig. Es bilden sich Ausbuchtungen, die platzen und zu Blutungen in die Netzhaut oder in den Glaskörper hinein führen können. Der Organismus versucht die Schäden zu reparieren und verschließt die Verletzungen mit Bindegewebe. Um die Durchblutung der Augen sicherzustellen, bildet er gleichzeitig neue Blutgefäße. Beides ist jedoch Ursache einer fortschreitenden Augentrübung, die das Sehvermögen allmählich – bis hin zur vollständigen Erblindung – einschränkt.

Nephropathie

Schäden an den Gefäßen in den Nieren führen zu einer allmählich nachlassenden Nierenfunktion bis hin zum Nierenversagen. Die Nieren können ihre Aufgabe der Entgiftung nicht mehr erfüllen, so dass diese Patienten auf eine künstliche Blutwäsche angewiesen sind.

Wissenschaftliche Studien

Zwei englische Studien an mehr als 400 zuckerkranken Patienten, denen Gamma-Linolensäure verordnet wurde, ergaben, dass sich dadurch die Beschwerden von durch Diabetes mellitus verursachten Nervenschädigungen wesentlich verringerten. Beobachtungen von Professor Andrew J. M. Boulton am Manchester Royal Hospital/Großbritannien kamen zu einem ähnlichen Resultat. Der Arzt ließ ein Jahr lang 146 zuckerkranke Patienten mit Neuropathie täglich 480 Milligramm Gamma-Linolensäure einnehmen. Messungen der Nervenleitgeschwindigkeit ergaben, dass diese sich im Vergleich zu den Werten vor der Einnahme von Gamma-Linolensäure erheblich verbessert hatte.

So vermeidet Nachtkerzenöl Folgeschäden

Bei Diabetikern ist aufgrund einer Blockade des Enzyms Delta-6-Desaturase die Umwandlung von Linolsäure in Gamma-Linolensäure gestört. Diese aber ist Grundstoff zur Herstellung von Prostaglandin E1,

Am Metropolitan Geriatric Hospital in Tokio/Japan kamen Ärzte zu der Erkenntnis, dass die kombinierte Gabe von täglich 4 Gramm Nachtkerzenöl, 2,4 Gramm Sardinenöl und 200 Milligramm Vitamin E erhöhte Blutfettwerte bei Diabetikern erfolgreich absenken und der Gefahr von Gefäßverschlüssen vorbeugen kann. Eine spürbare Besserung stellte sich dabei bereits nach vier Wochen ein. Gleichzeitig ging damit eine leichte Gewichtsabnahme einher, was bei den meisten Diabetikern dringend notwendig ist.

das die Gefäße schützt und Fettablagerungen an deren Innenwänden verhindert. Gleichzeitig hält Prostaglandin E1 das Blut dünnflüssig und wirkt somit den Durchblutungsstörungen bei Diabetes mellitus entgegen. Darüber hinaus kann Prostaglandin E1 die Aktivität des noch im Organismus vorhandenen Insulins steigern. Dadurch ist es möglich, einen Mangel des Bauchspeicheldrüsenhormons auszugleichen.

Mit der Einnahme von Nachtkerzenöl wird der Umwandlungsschritt von der Linol- zur Gamma-Linolensäure übersprungen, da diese im Öl der Nachtkerze direkt vorhanden ist. Diabetiker nehmen auf diese Weise den Ausgangsstoff zur Bildung von Prostaglandin E1 zu sich.

Herzinfarkt

Herz-Kreislauf-Erkrankungen sind noch vor Krebserkrankungen die häufigste Todesursache in der Bundesrepublik. Jeder zweite Deutsche stirbt daran, etwa 420 000 Menschen jährlich. Unter den Herz-Kreislauf-Leiden rangiert der Herzinfarkt an erster Stelle. 260 000 Deutsche sind jedes Jahr davon betroffen, jeder Fünfte ist jünger als 55 Jahre.

Auf Frühwarnsignale achten

Oft wird das Ereignis als völlig überraschend empfunden. Untersuchungen der Universität Heidelberg jedoch belegen, dass sich in rund 30 Prozent aller Fälle deutliche Warnsignale in den vier Wochen vor Eintreten eines Infarkts zeigten. Allerdings wurden diese nicht richtig interpretiert oder einfach leichtfertig übergangen. Solche Anzeichen sind Druck- und Engegefühle im Brustkorb, manchmal verbunden mit brennenden Schmerzen hinter dem Brustbein oder in der Magengrube. Sie treten während oder nach körperlicher Belastung, z. B. Sport, Treppen steigen oder anstrengender Arbeit, auf. Manchmal strahlen die Schmerzen auch von der Magengrube über das Brustbein bis in den linken (häufiger) oder rechten Oberarm (seltener) und in die Zähne des Unterkiefers aus. Charakteristisch: Nach Beendigung der körperlichen Belastung verschwinden diese Symptome sofort wieder.

Ursache für die Frühwarnsignale eines Herzinfarkts: In mindestens einem der drei großen Herzkranzgefäße, die das Herz mit Blut versorgen, befindet sich ein Engpass. Wird der Körper belastet, muss das Herz seine Pumpleistung steigern, was eine verstärkte Versorgung des Herzmuskels mit Sauerstoff erfordert. Da diese wegen der Engstelle jedoch nicht ausreichend gewährleistet werden kann, kommt es zu den typischen Symptomen.

Risikofaktoren für einen Herzinfarkt

- ▶ Rauchen
- ▶ Bluthochdruck
- ▶ Stress
- ▶ Schlafapnoe
(nächtlicher Atemstillstand während des Schlafens)

- ▶ Diabetes mellitus
- ▶ Übergewicht
- ▶ Bewegungsmangel
- ▶ Erbliche Belastung
- ▶ Fettstoffwechselstörungen
- ▶ Erhöhter Cholesterinspiegel

Angina pectoris als Präinfarktsyndrom

Kommt es zum Infarkt, ist der Blutstrom durch mindestens ein Herzkranzgefäß vollständig unterbrochen. Kalkartige Ablagerungen, beispielsweise hervorgerufen durch fette Ernährung, haben das Gefäß verschlossen, oder ein Blutgerinnsel aus anderen Körperregionen wird angeschwemmt und legt sich wie ein Deckel über die Öffnungen der Adern. In beiden Fällen wird der Blutfluss unterbunden. Der Teil des Herzmuskels, der von diesem Gefäß versorgt wurde, stirbt infolge von Sauerstoffmangel ab.

Ein erhöhtes Infarktrisiko besteht auch, wenn jemand unter einer instabilen Angina pectoris (beginnende, allmählich fortschreitende Verengung der Herzkranzgefäße) leidet. Sie tritt überwiegend plötzlich und ohne Vorwarnung auf. Die Anfälle dauern von Mal zu Mal länger und kommen selbst bei geringer körperlicher Belastung oder im Ruhezustand vor. Da das Infarktrisiko dann stark erhöht ist, bezeichnet man diesen Zustand auch als Präinfarktsyndrom. Höchste Alarmstufe ist gegeben, wenn die Anfälle nach dem Aufstehen in den Morgenstunden auftreten und länger als 15 Minuten dauern. Sie sind dann sehr wahrscheinlich Vorboten eines Infarkts.

Anzeichen für einen Herzinfarkt

▶ Plötzliche, äußerst starke und lang anhaltende Schmerzen im Brustkorb hinter dem Brustbein. Betroffene beschreiben diese Schmerzen als brennendes Feuer, das sich vom Brustkorb bis unter die Schulterblätter, teilweise auch in den linken Arm, ausbreitet. Beschwerden im rechten Arm sind bei einem akuten Infarkt selten.

▶ Manchmal tritt zu Beginn eines Infarkts auch nur ein flaues Gefühl in der Magengegend oder im Oberbauch auf, das sich im Lauf von einer oder mehreren Stunden zu dem geschilderten Brennen steigert.

▶ Starkes Druck- und Engegefühl im Brustkorb, verbunden mit Atemnot. Dieses Gefühl wird beschrieben, als umfasse den Brustkorb eine eiserne Klammer, die allmählich immer enger wird.

▶ Fahle, graue Gesichtsfarbe, kalter Schweiß auf Stirn und Oberlippe, erkennbar an winzigen Schweißtröpfchen.

▶ Unruhe und Angst, die sich allmählich steigert und mit zunehmenden Beschwerden panisch wird – bis hin zu massiver Todesangst.

▶ Übelkeit, teilweise verbunden mit Erbrechen.

▶ Schneller, unregelmäßiger Puls, Kreislaufzusammenbruch, teilweise auch Bewusstlosigkeit.

Nachtkerzenölrezept zur Vorbeugung

Zur Vorbeugung von Herzkrankheiten und Ablagerungen in den Gefäßen sowie zur allgemeinen Stärkung des Herzes eignet sich Weißdorntee mit Nachtkerzenöl. Prostaglandin E1, das im Körper aus der im Nachtkerzenöl enthaltenen Gamma-Linolensäure gebildet wird, normalisiert den Cholesterinspiegel und senkt den Blutdruck. Die Heilsubstanzen im Weißdorn wiederum erweitern die Gefäße und wirken außerdem auch stabilisierend auf den Blutdruck.
Übergießen Sie 1 Esslöffel Weißdorntee (gibt es in der Apotheke, im Reformhaus und im Kräuterladen) mit 1/4 Liter heißem Wasser. Ca. 20 Minuten später können Sie den Tee abseihen. Nach dem Abkühlen auf Handwärme vermischen Sie 5 bis 10 Tropfen Nachtkerzenöl mit 1 Esslöffel kalter Milch und geben die Mischung dem Tee zu. Trinken Sie täglich 1 Tasse vor dem Schlafengehen.

Weißdorn ist eine bewährte Prophylaxe gegen Herzerkrankungen aufgrund arteriosklerotischer Veränderungen der Herzkranzgefäße und altersbedingter Abnutzungserscheinungen. Auch wenn Weißdorn zunehmend bei der Nachbehandlung von Herzinfarkten eingesetzt wird, liegt der Schwerpunkt überwiegend auf der Vorbeugung.

Sofortmaßnahmen bei Herzinfarkt

▶ Alarmieren Sie bei Verdacht sofort den Notarzt. Am besten geben Sie schon beim Anruf durch, dass es sich vermutlich um einen Herzinfarkt handelt, da in diesen Fällen häufig ein Rettungswagen geschickt wird, der mit speziellen Diagnose- und Notfallapparaten ausgestattet ist.

▶ Lassen Sie den Betroffenen eine ihm angenehme und entlastende Körperhaltung einnehmen.

▶ Sämtliche beengende Kleidungsstücke sollten gelockert werden.

▶ Lassen Sie den Patienten nicht allein. Versuchen Sie, ruhig mit ihm zu reden und ihm die Angst zu nehmen. Auf keinen Fall selbst die Nerven verlieren!

Je nach Geschmack kann der Weißdorntee noch mit naturreinem Honig gesüßt werden. Dadurch nimmt die herzstärkende Kraft des Tees weiter zu. Denn Honig wirkt blutdrucksenkend und zusätzlich gefäßerweiternd. Außerdem liegen im Honig die Mineralstoffe Kalium und Magnesium vor, die gegen Durchblutungsstörungen des Herzmuskels helfen. Als wirksamer Schutz ist 1 Esslöffel Qualitätshonig pro Tag vollkommen ausreichend.

Anstatt Tee können Sie auch den Frischpflanzensaft des Weißdorns verwenden. Nehmen Sie täglich 1 Esslöffel des Safts mit 5 bis 10 Tropfen Nachtkerzenöl vermischt ein.

Nicht jedes sehr lebhafte Kind ist automatisch hyperaktiv. Bewegungsdrang und große Neugierde sind wichtig zur Erforschung der Umwelt. Ist ein Kind allerdings gar nicht zu bändigen und verliert schnell das Interesse an einer Sache, kann das auch krankhaft sein.

Hyperaktivität bei Kindern

Ist ein Kind sehr oft unkonzentriert, dreht bei kleiner Freude schier durch und verfällt nach minimaler Enttäuschung regelrecht in Weinkrämpfe, könnte ein ernst zu nehmendes Leiden dahinter stecken – das hyperkinetische Syndrom. Nach den Erfahrungen von Kinderärzten handelt es sich um die häufigste kinderpsychiatrische Erkrankung überhaupt. Etwa drei bis fünf Prozent aller Kinder leiden darunter.

Ursachen für Hyperaktivität

Die genauen Ursachen für das hyperkinetische Syndrom sind bis heute noch nicht wissenschaftlich geklärt. Es mehren sich jedoch die Hinweise, dass verschiedene Auslöser – eventuell auch in Kombination – dafür infrage kommen:

▶ Chronische Erkrankungen, ohne dass Teile des Gehirns dabei eine Rolle spielen, beispielsweise Herz-, Lungen- oder Nierenfunktionsstörungen und Diabetes mellitus. Diskutiert wird auch, dass das hyperkinetische Syndrom aufgrund von Nebenwirkungen, die durch die Einnahme von Medikamenten gegen diese Krankheiten entstehen, verursacht wird.

▶ Psychische Probleme, wenn das Kind sich von seiner Umwelt nicht angenommen fühlt oder unter Liebesentzug leidet.

▶ Störungen im Hirnstoffwechsel, die nach einer Hirnhautentzündung, begleitend zu Tumorerkrankungen im Gehirn oder als Folge eines Sauerstoffmangels während der Geburt auftreten können.

Vorsicht Die Symptome, die das hyperkinetische Syndrom kennzeichnen, können in verschiedenen Phasen der kindlichen Entwicklung immer wieder einmal vorübergehend auftreten. Bedenklich wird es erst, wenn sie ohne Unterbrechung über den Zeitraum von mindestens einem Jahr vorliegen. Und auch dann sollte das Kind zur exakten Diagnose von einem Experten, etwa einem Kinderpsychiater, untersucht werden.

Die Feingold-Diät mit Nachtkerzenöl

Nach den Erfahrungen der »Hyperactive Children Support Group«, einer in Großbritannien gegründeten gemeinnützigen Einrichtung, liegt bei Kindern mit dem hyperkinetischen Syndrom gleichzeitig ein Mangel an essenziellen Fettsäuren sowie eine Überempfindlichkeit für Konservierungsmittel oder künstliche Farb- und Aromastoffe vor. Deshalb wird zur Behandlung eine Kombination von Nachtkerzenöl mit

Wichtig: Bestätigt sich der Verdacht des hyperkinetischen Syndroms, sind Schimpfen und Strafen vollkommen fehl am Platz. Es setzt die Kinder nur zusätzlich unter Druck – und das kann das Leiden verschlimmern.

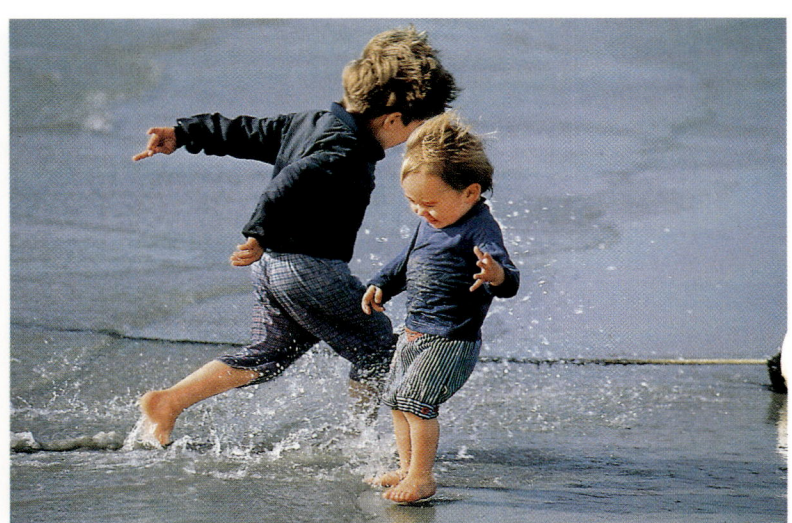

Kinder haben ein natürliches Bewegungsbedürfnis, das Sie fördern und von Hyperaktivität sorgfältig unterscheiden sollten.

43

der so genannten Feingold-Diät empfohlen. Diese ist benannt nach Dr. Ben Feingold, Arzt am Kaiser Foundation Hospital in San Francisco/USA. Sie sieht eine möglichst vollwertige Ernährung vor, beispielsweise Brei aus Vollkornhaferflocken mit Milch und unbehandelten Früchten. Wichtig ist, dass über die Getreideprodukte eine reichliche Versorgung mit Vitaminen des B-Komplexes und über das Obst mit Vitamin C gewährleistet wird.

Zusätzlich haben sich als Ergänzung folgende Nachtkerzenölanwendungen bewährt. Das Nachtkerzenöl sollte dabei jeweils mit dem Frühstück und der Abendmahlzeit eingenommen werden.

Nachtkerzenöl ist auch für Kinder sehr gut verträglich, außer einem gelegentlich weichen Stuhl wurden bislang keine Nebenwirkungen beobachtet. Wenn Ihr Kind die Kapseln nicht schlucken kann, können Sie sie aufstechen und das Öl in Tee, Saft oder Mineralwasser geben.

Kinder von zwei bis fünf Jahren

Reiben Sie 2-mal täglich den Inhalt von 2 Kapseln Nachtkerzenöl (je 500 Milligramm) in die Haut des Unterarms Ihres Kindes ein. Falls eine umfassende Versorgung mit Vitaminen über die Ernährung allein nicht ausreichend erfolgen kann, sollten Sie Ihrem Kind zusätzlich 2-mal täglich 250 Milligramm Vitamin C, 15 Milligramm Pantothensäure und 50 Milligramm Vitamin B6 in Tablettenform geben.

Bei Kindern zwischen 2 und 5 Jahren sollte das Nachtkerzenöl deshalb in die Haut eingerieben werden, da in den ersten Lebensjahren die Aufnahme des Öls über den Darm noch beeinträchtigt sein kann. Über die Haut dringt es jedoch leicht ein und wird vollständig vom Körper aufgenommen.

Kinder von sechs bis sieben Jahren

Geben Sie Ihrem Kind 2-mal täglich 3 Kapseln Nachtkerzenöl, oder reiben Sie deren Inhalt in die Haut des Kindes ein. Wenn Ihr Kind nicht genügend Vitamine über die Nahrung aufnimmt, können Sie zusätzlich 375 Milligramm Vitamin C, 22,5 Milligramm Pantothensäure und 75 Milligramm Vitamin B6 in Tablettenform verabreichen.

Kinder ab sieben Jahren

Ergänzen Sie die Feingold-Diät 2-mal täglich mit 4 Kapseln Nachtkerzenöl. Bei einer unzureichenden Vitaminversorgung über die Nahrung können Sie Ihrem Kind zusätzlich 500 Milligramm Vitamin C,

30 Milligramm Pantothensäure und 100 Milligramm Vitamin B6 in Tablettenform geben. Zeigt sich nach einiger Zeit keine spürbare Besserung, kann die Dosierung des Nachtkerzenöls auf 2-mal 6 Kapseln täglich gesteigert werden.

Tipp Zur Entnahme von Nachtkerzenöl können Sie die Kapseln mit einer Nadel auch anstechen und das Öl herausdrücken. Rezepte für Speisen mit Nachtkerzenöl finden Sie im Rezeptteil ab Seite 82.

Krebserkrankungen

Laborversuche weisen darauf hin, dass die aus Nachtkerzenöl im Organismus hergestellte Gamma-Linolensäure und das weitere Stoffwechselprodukt Prostaglandin E1 eine äußerst positive Wirkung im Kampf gegen Krebserkrankungen besitzt.

Nachtkerzenöl als neues Antikrebsmittel?

Über welchen Mechanismus das aus Nachtkerzenöl gebildete Prostaglandin E1 die Rückbildung von Krebszellen erreicht, ist noch nicht endgültig geklärt. Es wurde jedoch festgestellt, dass Krebszellen – im Gegensatz zu gesunden Zellen – die Fähigkeit verloren haben, die Linolsäure zu Gamma-Linolensäure umzuwandeln. Gleichzeitig produzieren sie große Mengen von Prostaglandin E2, aber keinerlei Prostaglandin E1 mehr. Eine Hypothese besagt, dass die Entartung

Die Wirksamkeit des Nachtkerzenöls in Bezug auf Krebserkrankungen wird wissenschaftlich bislang noch heftig diskutiert. Sicher ist es keine Wunderdroge, aber zahlreiche Testergebnisse lassen hoffen, dass man diesen Naturstoff in der Krebsprophylaxe und -behandlung sehr sinnvoll einsetzen kann.

Nachtkerzenöl auf dem Prüfstand

Forscher der Medizinischen Universität von Südafrika behandelten im Labor tierische und menschliche Krebszellen mit Gamma-Linolensäure und stellten fest, dass das Krebswachstum um 70 Prozent zurückging.

Zu einem ähnlichen Resultat kamen Wissenschaftler am Nizam's Institute in Hyderabad/Indien: Sie fanden heraus, dass die Linol- und Gamma-Linolensäure im Nachtkerzenöl bestimmte Proteine an sich binden können, die sonst die Bildung und das Wachstum von Krebszellen anregen.

Schutz vor Prostatakrebs durch Nachtkerzenöl?

Wissenschaftler der Harvard Medical School haben in einer seit 1986 laufenden Studie mit 51 000 Männern herausgefunden, dass Männer, die sich mit reichlich tierischem Fett ernähren, ein um 80 Prozent erhöhtes Risiko auf sich nehmen, an Prostatakrebs zu erkranken. Zwar sind die tierischen Fette nicht direkt Auslöser der Krebserkrankungen, sie beschleunigen jedoch ihre Entwicklung und fördern die Umwandlung harmloser Geschwulste in bösartige.

Viele Wissenschaftler führen die starke Zunahme von Herz-Kreislauf-Erkrankungen und bestimmter Krebsarten in unserem Jahrhundert auch auf die übermäßige Ernährung mit gesättigten Fettsäuren tierischer Herkunft und mit denaturierten Pflanzenölen zurück.

gutartiger Zellen zu Krebszellen gleichzeitig mit dem Verlust der Fähigkeit, Prostaglandin E1 herzustellen, einhergeht. Daraus wird die Erklärung abgeleitet, nach der diese Entwicklung im wissenschaftlichen Versuch rückgängig gemacht werden konnte, sobald den Krebszellen von außen Prostaglandin E1 zugeführt wurde. Der genaue Mechanismus und die Wirksamkeit einer Behandlung mit Nachtkerzenöl wird derzeit noch erforscht.

Männer, die sich hingegen überwiegend mit mehrfach ungesättigten Fetten ernährten, wie sie beispielsweise im Nachtkerzenöl vorkommen, erkrankten unterdurchschnittlich häufig an Prostatakrebs. Hinzu kommt, dass bei der Verwendung von Nachtkerzenöl bei der Zubereitung kalter Speisen gleichzeitig die Krebsschutzsubstanz Gamma-Linolensäure aufgenommen wird. Es liegt also nahe, dass eine Ernährung mit Nachtkerzenöl das Risiko, an Prostatakrebs zu erkranken, drastisch reduzieren kann.

Anwendung von Nachtkerzenöl zur Krebsvorbeugung

Grüner Tee senkt das Risiko, an Magen-, Lungen- oder Leberkrebs zu erkranken. Das fanden Wissenschaftler der Universität Berkeley in Kalifornien heraus. Man kann diese Wirkung des grünen Tees mit der allgemeinen Kraft des Nachtkerzenöls als Prophylaxe gegen Krebserkrankungen verbinden. Übergießen Sie dazu etwa 1 Teelöffel grünen Tee mit 1/4 Liter heißem Wasser. Lassen Sie den Tee 10 Minuten lang ziehen, und seihen Sie ihn ab. Anschließend sollten Sie den Tee bis auf etwa 35 °C abkühlen lassen. Geben Sie nun in ein Schnapsglas

20 Tropfen Nachtkerzenöl und 1 Esslöffel Milch, und verrühren Sie die beiden Zutaten miteinander. Zum Schluss fügen Sie die Mischung dem grünen Tee zu. Sie erzielen eine optimale Krebsvorsorgewirkung, wenn Sie täglich 1 Tasse dieses Tees trinken.

Rezepte zur Zubereitung von Speisen mit Nachtkerzenöl finden Sie im Rezeptteil ab Seite 82.

Mastopathie

Durchschnittlich jede zweite Frau durchläuft in ihrem Leben Phasen, in denen sie unter einer Mastopathie leidet. Manche Frauen haben sogar immer damit zu tun. Verantwortlich für diese gutartigen Veränderungen im Brustgewebe sind hormonelle Umstellungen während des Menstruationszyklus. Die Beschwerden treten meistens in der Woche vor der Periode auf, während dieser Knötchen ertastet werden können, die Brüste anschwellen, schmerzen und manchmal sogar stark berührungsempfindlich werden. Nach dem Beginn der Blutung lassen die Symptome wieder nach. Mit zunehmendem Alter verstärken sie sich, erreichen um das vierte Lebensjahrzehnt den Höhepunkt und werden mit Eintritt der Wechseljahre allmählich schwächer, bis sie ganz ausbleiben. Im Wesentlichen werden medizinisch zwei gutartige Brusterkrankungen unterschieden:

▶ Eine zystische Mastopathie liegt in etwa 75 Prozent aller Fälle vor. Dabei bilden sich im Drüsengewebe Zysten (kleine Hohlräume), die sich mit Flüssigkeit füllen.

▶ In selteneren Fällen bilden sich keine flüssigkeitsgefüllten Zysten, sondern Verhärtungen des Bindegewebes, so genannte Fibroadenome.

Nachtkerzenöl gegen Brusterkrankungen

Verschiedene Studien haben ergeben, dass gutartige Brusterkrankungen sehr erfolgreich mit Nachtkerzenöl behandelt werden können:

▶ Am Western General Hospital in Edinburgh/Schottland wurde über einen Zeitraum von sieben Jahren 566 Frauen mit gutartigen

Eine vom King's College Hospital in London unter 276 Ärzten in ganz Großbritannien durchgeführte Umfrage, mit welchen Mitteln sie Patientinnen mit Mastopathien behandelten, ergab, dass 30 Prozent der Ärzte gute Erfahrungen mit der Verwendung von Nachtkerzenöl gemacht hatten.

Brusterkrankungen beobachtet. Bei denjenigen Patientinnen, die Nachtkerzenöl in Kombination mit Vitamin B6 erhielten, stellte sich eine erhebliche Besserung der Beschwerden ein.

▶ An der Universitätsklinik Manchester/Großbritannien konnte mit Nachtkerzenöl mehr als 75 Prozent aller Frauen mit Schmerzen in den Brüsten geholfen werden.

▶ Ärzte der Universität von Wales in Cardiff stellten bei Blutuntersuchungen von Frauen mit Mastopathie fest, dass ein Überschuss an gesättigten Fettsäuren und ein Mangel an essenziellen Fettsäuren vorlag. Als diesen Frauen anschließend Nachtkerzenöl verordnet wurde, normalisierte sich das Verhältnis der Fettsäuren. In einer weiteren Studie konnte überdies nachgewiesen werden, dass Nachtkerzenöl bei der Behandlung von Mastopathien ähnlich erfolgreich wirkt wie chemische Substanzen, die in den Hormonhaushalt eingreifen – allerdings ohne die von solchen Medikamenten teilweise ausgelösten Nebenwirkungen wie Übelkeit, Rückenschmerzen, Gewichtszunahme, Schwindelanfälle, Hautausschläge und -rötungen.

Wenn Sie unter Mastopathie leiden, sollten Sie möglichst auf Koffeinhaltiges – Kaffee, Tee, Colagetränke – verzichten. Denn es führt zu einer verstärkten Konzentration von Prolaktin im Brustgewebe.

Nachtkerzenöl bei Mastopathie

Verschiedene Untersuchungen kamen zu dem Ergebnis, dass während der Bildung von Zysten im Brustgewebe ein Überschuss des Hormons Prolaktin und ein Mangel an Prostaglandin E1 vorliegt. Beides kann durch die Einnahme von Nachtkerzenöl positiv beeinflusst werden. Die besten Erfolge bei der Behandlung von Mastopathien wurden erzielt, wenn 3-mal täglich 2 Kapseln mit jeweils 500 Milligramm Nachtkerzenöl eingenommen wurden. Allerdings erfordert die Behandlung

Krebsvorsorge nie vergessen!

Vor der Einnahme von Nachtkerzenöl muss vom Frauenarzt unbedingt ausgeschlossen werden, dass es sich bei den Veränderungen im Brustgewebe um bösartige Zellwucherungen handelt. Da bei Mastopathien außerdem ein leicht erhöhtes Brustkrebsrisiko vorliegt, sollten Knoten im Rahmen regelmäßiger Krebsvorsorgeuntersuchungen unbedingt beobachtet werden!

Geduld. Die Beschwerden verschwinden nicht sofort, sondern klingen erst allmählich ab. Der volle Behandlungserfolg stellt sich in der Regel erst nach einer 3-monatigen Therapie ein.

Menstruationsbeschwerden

Obwohl sie ihr Leben lang nie Probleme damit hatten, leiden manche Frauen plötzlich vor oder während der Periode unter starken Schmerzen. Die Blutungen verlaufen wesentlich heftiger als gewohnt, es zieht und sticht im Rücken, und in seltenen Fällen gibt es Probleme mit dem Stuhlgang. Nach den Tagen tut Geschlechtsverkehr auf einmal weh. Hinter diesen Symptomen kann sich eine so genannte Endometriose verbergen – die zweithäufigste gutartige Unterleibserkrankung nach dem Myom. Bei ca. jeder zehnten Frau liegt eine Endometriose vor, die sich jedoch nur bei jeder zweiten davon mit starken Schmerzen äußert.

Wie kommt es zu einer Endometriose?

Die Ursache für eine Endometriose sind Zellen aus der Gebärmutterschleimhaut, dem Endometrium, die sich lösen und zu wandern beginnen. Weshalb das geschieht, ist noch weitgehend unbekannt. Nur ein Grund ist bislang wissenschaftlich abgesichert: Während der Regelblutung werden normalerweise mit dem Blut Zellen der Gebärmutterschleimhaut ausgeschieden. Einzelne werden jedoch nicht nach außen geschwemmt, sondern bewegen sich durch die Eileiter aufwärts und gelangen so in die Beckenhöhle.

Sie setzen sich schließlich an den Eierstöcken, an den Muskeln, am Darm oder an der Harnblase fest, verwachsen und teilen sich. Sie unterliegen dem Monatszyklus und schwellen während der Periode an. Dabei üben sie Druck auf die umliegenden Organe aus, es entstehen Schmerzen. Setzen sich die Schleimhautzellen am Eierstock fest, kann es dort außerdem zu Verklebungen kommen, die schließlich auch den Eisprung verhindern: Rund 15 Prozent aller unfruchtbaren Frauen leiden unter einer Endometriose.

Wird eine Endometriose festgestellt, ist das kein Anlass zur Sorge. Diese Erkrankung ist ohne Ausnahme gutartig. Dennoch sollte man immer dann, wenn plötzlich während der Periode nie dagewesene Schmerzen auftreten, zum Frauenarzt gehen. Das gilt auch für den Fall, dass Beschwerden zusammen mit der Menstruation auch regelmäßig an anderen Körperstellen auftreten.

Anwendung von Nachtkerzenöl bei Endometriose

Es gibt verschiedene Heilmethoden für Endometriose in der Schulmedizin: Gestagenpräparate, Medikamente mit Progesteron oder Danazol, GnRH-Analoga sowie – wenn die medikamentöse Behandlung nicht hilft – die Möglichkeit einer Bauchhöhlenspiegelung.

Sie können Endometrioseschmerzen aber auch auf sanfte Weise mit Nachtkerzenöl behandeln. Bewährt hat sich die Einnahme von täglich 1500 Milligramm Nachtkerzenöl in Kapselform oder 3-mal 10 Tropfen pures Öl, kombiniert mit 800 Milligramm Vitamin E und 2000 Milligramm Vitamin C.

Eine starke Endometriose mit großen Wucherungen und heftigen Schmerzen für die Patientin kann operativ entfernt werden. Auf diese Möglichkeit greift man jedoch nur dann zurück, wenn andere Therapien nicht mehr helfen.

Migräne

Bei Migräneanfällen kommt es im Gehirn der Betroffenen zu einem Überschuss von Nervenbotenstoffen, die an den Gehirngefäßen Entzündungsreaktionen auslösen. Diese wiederum sind die Ursache für heftige, halbseitige, krampfartige Kopfschmerzen, Übelkeit und neurologische Störungen wie beispielsweise das Sehen von Zickzacklinien oder Flimmern im Gesichtsfeld.

Mit Nachtkerzenöl die Schmerzen vertreiben

Die genaue Wirkung einer Nachtkerzenöltherapie bei Migräne ist wissenschaftlich noch nicht ganz geklärt. In Einzelfällen konnte jedoch eine Besserung der Beschwerden erzielt werden. So gibt es Patientenberichte, wonach der Zeitabstand zwischen den Migräneanfällen nach der Einnahme von Nachtkerzenöl größer und die Schmerzen während der Anfälle erträglicher wurden.

Insbesondere das Nachlassen der Schmerzintensität könnte im Wirkungsmechanismus des aus Nachtkerzenöl im Körper hergestellten Prostaglandin E1 liegen. Prostaglandin E1 hat nachgewiesenermaßen eine entzündungshemmende Wirkung, was die Besserung von Migräneschmerzen erklären könnte.

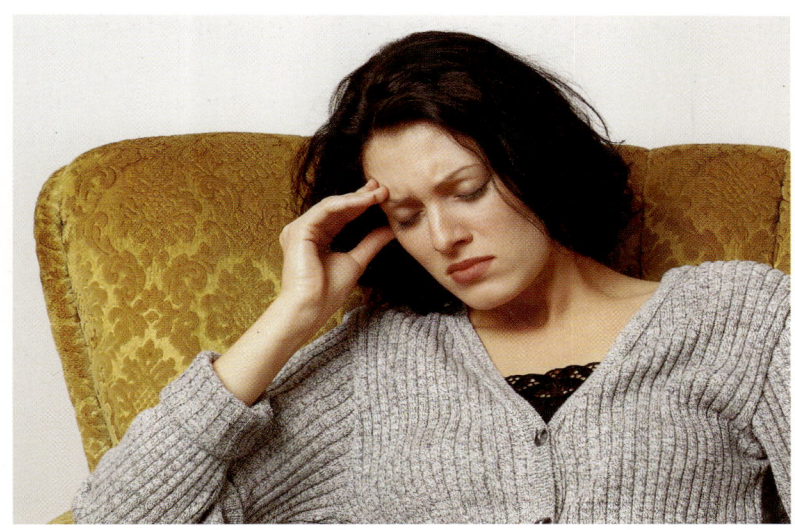

Die Ursachen von Migräne-attacken sind sehr komplex. Eine Behandlung mit Nachtkerzenöl lindert die akuten Symptome.

Multiple Sklerose

Multiple Sklerose gehört zu den häufigsten Erkrankungen des zentralen Nervensystems. Doch die Forschung konnte bislang die Ursachen für das Leiden nicht eindeutig klären. Sicher ist nur, dass es sich um eine Autoimmunerkrankung handelt, in deren Verlauf sich das Immunsystem gegen körpereigenes Gewebe richtet und allmählich die Nerven so weit schädigt, dass deren Funktion nachlässt oder vollständig zum Erliegen kommt. Die Betroffenen leiden unter ausgeprägten Lähmungen, Schwindelanfällen, Seh-, Sprach-, Koordinations- und Empfindungsstörungen. Typisch für die Krankheit ist, dass sie in Schüben auftritt und sich meist langfristig verschlechtert.

Das Fortschreiten der Krankheit verlangsamen

Verschiedene Studien ergaben, dass die Einnahme von Nachtkerzenöl die Wirksamkeit bestimmter Medikamente, die den Verlauf der Krankheit abschwächen und die Zeiten zwischen den einzelnen Schüben verlängern, erhöhen kann.

Es gibt Vermutungen, wonach neben erblicher Veranlagung auch Viren und eine beeinträchtigte Fähigkeit des Organismus zur Verwertung von Fettsäuren eine Rolle als Auslöser für multiple Sklerose spielen sollen.

Neurodermitis

Über vier Millionen Deutsche leiden an Neurodermitis. Bei mehr als der Hälfte von ihnen begann das Leiden bereits in den ersten Lebensjahren. Während man früher davon ausging, dass die Hautkrankheit mit der Pubertät verschwindet, sind moderne Medizinstatistiken ernüchternd: Zwei Drittel aller neurodermitiskranken Kinder leiden auch als Erwachsene weiterhin an der Krankheit. Die Symptome von Neurodermitis sind brennende und juckende Haut, überwiegend in den Armbeugen und Kniekehlen, am Hals und an den Händen, rote Ausschläge sowie über weite Teile des Körpers verstreute eitrige Pusteln. Besonders stark tritt der Juckreiz häufig während der Nacht auf. Im Halbschlaf kratzen sich Neurodermitiker dann so intensiv, dass die Haut verletzt wird. In der Folge dringen Krankheitserreger in die Haut ein und verursachen Eiterherde.

Das können Sie gegen Neurodermitis bei Kindern zusätzlich tun:
▶ **Im Kinderzimmer möglichst alle Staubfänger wie Teppichboden, Polstermöbel, offene Regale und Plüschtiere im Bett vermeiden.**
▶ **Das Kind nicht zu häufig baden und stets ölige, rückfettende Badezusätze ins Wasser geben.**
▶ **Bei der Ernährung Sojaprodukte als Milchersatz verwenden. Hautärzte können Informationen über eine möglichst schonende, spezielle Fertignahrung geben.**
▶ **Nicht rauchen, der Qualm belastet das Immunsystem des Kindes.**

Ursachenforschung noch nicht abgeschlossen

Noch immer sind die Auslöser für das Entstehen des Leidens nicht vollständig erforscht. Eines aber scheint sicher zu sein: Genetische Veranlagung spielt eine wichtige Rolle dabei. Allerdings, so wird vermutet, reicht diese allein noch nicht aus, um Neurodermitis entstehen zu lassen. Erst wenn weitere Faktoren hinzukommen, bricht sie aus. Die Faktoren können sein: Umwelteinflüsse, Allergien, Stress, unbewältigte seelische Probleme oder falsche sowie sehr einseitige, vitamin- und mineralstoffarme Ernährung.

So hilft Nachtkerzenöl bei Neurodermitis

Verschiedene Untersuchungen haben ergeben, dass bei Neurodermitiskranken die Umwandlung von Linolsäure in Gamma-Linolensäure gestört ist. Gamma-Linolensäure jedoch ist besonders wichtig für eine gesunde und geschmeidige Haut. Liegt ein Mangel vor, verändert sich die Zusammensetzung der Hautfette, und die Barrierefunktion der

Intensivkur mit Nachtkerzenöl

Zur Behandlung von Neurodermitis wird heute empfohlen: Zu Beginn sollte man eine 2-monatige Intensivkur mit täglich 3 bis 6 Kapseln zu je 500 Milligramm Nachtkerzenöl durchführen.
Danach kann auf eine so genannte Erhaltungsdosis reduziert werden: Nehmen Sie dabei 2-mal 2 oder sogar nur 2-mal 1 Kapsel täglich ein.

Haut wird gestört. Die Haut trocknet aus, und Schadstoffe oder Krankheitserreger können leichter eindringen. Wird der Mangel an Gamma-Linolensäure durch die regelmäßige Einnahme von Nachtkerzenöl ausgeglichen, klingen die Hautreizungen und -entzündungen ab, der Juckreiz lässt nach, und die Haut kann sich regenerieren.
Nützliche Anwendungen finden Sie auch im Kapitel »Schönheitspflege mit Nachtkerzenöl« ab Seite 70.

Wissenschaftliche Studien beweisen die Wirksamkeit

▶ An der Universität von Turku/Finnland erhielten 14 Patienten mit Neurodermitis über zwölf Wochen Kapseln mit Nachtkerzenöl. Nach diesem Zeitraum stellten die Ärzte einen signifikanten Rückgang der Entzündungen fest.

▶ Bei einer Studie über den Zeitraum von mindestens drei Monaten bis zu einem Jahr, an der 609 Patienten von verschiedenen Kliniken teilnahmen, bestätigte sich der Effekt von Nachtkerzenöl. Erwachsene erhielten bis zu zwölf Kapseln mit jeweils 500 Milligramm Nachtkerzenöl, Kinder bis zu sechs Kapseln täglich. Binnen der ersten drei Monate ging die befallene Hautfläche von 37 auf 26 Prozent der Körperoberfläche zurück. Während der folgenden neun Monate reduzierte sie sich sogar auf 19 Prozent. Erlitten während der ersten drei Monate der Studie noch 43 Prozent der beobachteten Patienten einen Ekzemschub, traf es in den letzten drei Monaten der einjährigen Studie nur noch 16 Prozent. Bei jedem zweiten Neurodermitiskranken besserten sich die Beschwerden so weit, dass während der Dauer der Studie keine weiteren Medikamente mehr notwendig waren.

Kinderpsychologen beobachten, dass Eltern neurodermitiskranker Kinder häufig den Fehler machen, ihren Kindern alles abnehmen zu wollen. Die übertriebene Fürsorge führt jedoch dazu, dass die Kinder unselbstständig werden. Anstatt zu lernen, mit ihrem Leiden umzugehen, schieben sie die Verantwortung für die Behandlung der Krankheit ihren Eltern zu.

Begleittherapie bei Neurodermitis

Begleitend zur Kur mit Nachtkerzenöl sollten Sie folgende Regeln beachten, um die Beschwerden zu lindern:

▶ Verhindern Sie beim Putzen das Aufwirbeln von Staub, z. B. beim Kehren, und verwenden Sie nur feuchte Tücher.

▶ Ersetzen Sie nach Möglichkeit Federbetten, Rosshaar- oder Federkernmatratzen durch Materialien aus Chemiefaser.

▶ Verzichten Sie auf Haustierhaltung in der Wohnung.

▶ Führen Sie keine Renovierungsarbeiten in den Wohnräumen mit Farben, Lacken, Verdünnungs- oder Holzschutzmitteln durch.

▶ Tragen Sie auf keinen Fall Kleidung aus Wolle oder Seide, sondern aus reiner Baumwolle oder hochwertiger Chemiefaser.

▶ Benutzen Sie keine aggressiven Waschmittel oder Weichspüler.

▶ Übertreiben Sie die Körperreinigung nicht. Reinigen Sie die Haut möglichst nur mit Wasser oder mit milden und rückfettenden Waschlotionen oder Syndets.

▶ Duschen ist besser als Baden. Duschen Sie nie zu heiß (unter 32 °C) und nicht zu lang (fünf bis zehn Minuten).

▶ Vermeiden Sie mechanische Reizungen durch Massagebürsten oder harte Schwämme.

▶ Verwenden Sie Ölbäder, und cremen Sie die Haut anschließend zusätzlich ein. Vergessen Sie auch die Füße nicht.

▶ Damit keine Verunreinigungen in die Cremedose kommen, die Creme mit einem Spatel oder Löffelstiel entnehmen.

▶ Beim Abtrocknen die Haut eher abtupfen als abreiben.

Pflegetipps für Neurodermitishaut:
▶ **Arbeiten Sie im Haushalt mit Schutzhandschuhen.**
▶ **Das gechlorte Wasser von Schwimmbädern wird oft nicht vertragen. Lässt es sich nicht vermeiden, die Haut anschließend gut abspülen und eincremen.**
▶ **Mechanische Reizung der Haut durch Kleidung aus Wolle oder minderwertiger Kunstfaser vermeiden und Baumwolltextilien vorziehen.**

Den Juckreiz lindern mit Nachtkerzenöl

Unterstützt werden kann die innerliche Intensivkur durch die äußerliche Anwendung von Salben, Cremes oder Lotionen mit Nachtkerzenöl (aus Apotheke oder Reformhaus), die die Schutzschicht der Haut wieder aufbauen und stärken. Gegen den akuten, quälenden Juckreiz trägt man reines Nachtkerzenöl vorsichtig auf die betroffenen Hautstellen auf. Bereits kleine Mengen wirken dabei lindernd.

Prämenstruelles Syndrom (PMS)

Zwischen 50 und 70 Prozent aller Frauen leiden unter dem prämenstruellen Syndrom – Beschwerden an den Tagen vor den Tagen. Die Symptome sind dabei von Frau zu Frau sehr unterschiedlich und enden stets mit Eintritt der Monatsblutung. Sie reichen von Schwellungen und Spannungsgefühl in der Brust oder in den Gliedmaßen bis hin zu migräneartigen Kopfschmerzen, Abgeschlagenheit, Heißhungerattacken, Depressionen, Gereiztheit, Appetitlosigkeit, Konzentrationsproblemen, Kreuzschmerzen, Schlafstörungen, Blähungen, Verstopfung, Gewichtszunahme aufgrund vermehrter Wassereinlagerungen im Gewebe, Krampfgefühlen im Magen-Darm-Bereich, Libidoverlust und Hautunreinheiten durch eine verstärkte Neigung zu Pickeln, Mitessern und Akne. Die Beschwerden stellen sich meistens in den 14 Tagen vor Beginn der Monatsblutung ein und erreichen zwischen dem fünften und zweiten Tag davor ihren Höhepunkt.

Bei Frauen, die unter PMS-Beschwerden leiden, liegt eine Überproduktion des Hormons Prolaktin vor. Gleichzeitig besteht ein Mangel an Prostaglandin E1, das diese Überproduktion bremsen und regulieren kann. Wird Nachtkerzenöl eingenommen, bildet der Organismus daraus Prostaglandin E1, und der Prolaktinspiegel kommt wieder ins Gleichgewicht.

Nachtkerzenöl gegen PMS

Die genauen Ursachen für die PMS-Beschwerden sind noch unbekannt, jedoch konnten Ärzte an der Universität von Otago in Dunedin/Neuseeland eine interessante Beobachtung machen:
▶ Vermutlich aufgrund hormoneller Umstellungen wurde das Blut von Frauen, die unter PMS litten, in der dritten Woche des Menstruationszyklus zunehmend dickflüssiger. Nahmen die Frauen Nachtkerzenöl zu sich, wurde das Blut wieder dünnflüssiger, und die PMS-Symptome besserten sich.

Wesentliche Besserungen des prämenstruellen Syndroms nach der Gabe von Nachtkerzenöl zeigten sich auch in einer von Dr. Michael Brush mit 65 betroffenen Frauen am St. Thomas Hospital in London durchgeführten Studie:
▶ Bei 61 Prozent der behandelten Frauen verschwanden die Beschwerden ganz, bei 23 Prozent teilweise. Nur 15 Prozent der Frauen gaben an, überhaupt keine Besserung zu verspüren. Verabreicht wurde das Nachtkerzenöl in Form von Kapseln – und zwar jeweils zweimal täglich nach den Mahlzeiten zwei Kapseln mit je 500 Milligramm Nachtkerzenöl.

Behandlung von PMS mit Nachtkerzenöl

Nachtkerzenöl kann PMS-Beschwerden auf zwei Arten vorbeugen:

▶ Zum einen kann das Nachtkerzenöl in Form von Kapseln eingenommen werden, die verschiedene Hersteller über Apotheken oder als Nahrungsergänzungsmittel in Reformhäusern anbieten. Die Dosis, bei der sich eine Besserung der Beschwerden einstellt, ist individuell verschieden. Sie kann von 2-mal 2 bis zu 2-mal 3 Kapseln täglich oder mehr reichen. Am besten fängt man mit einer niedrigen Dosis an und steigert diese – falls sich kein Erfolg einstellt – allmählich, bis die individuelle Dosierung gefunden ist.

▶ Nachtkerzenöl kann auch als reines Öl eingenommen werden. Es empfiehlt sich, über den beschwerdefreien Menstruationszyklus täglich eine geringe Menge, beispielsweise 3-mal mit den Mahlzeiten jeweils 5 Tropfen, einzunehmen und diese dann mit Eintritt der Beschwerden zu steigern.

Prostaglandin E1 weitet die Gefäße und sorgt gleichzeitig dafür, dass das Blut geschmeidig bleibt. Die Durchblutung des gesamten Organismus wird verbessert.

Nachtkerzenöl gegen PMS-Depressionen

Die Pflanzenfarbstoffe Querzitrin und Querzetin im Johanniskraut sorgen dafür, dass der Glücksgefühle auslösende Neurotransmitter Serotonin seine volle Wirkung entfalten kann – und steuern auf diesem Weg depressiven Verstimmungen entgegen. Johanniskrauttee mit Nachtkerzenöl eignet sich besonders zur Behandlung von PMS-Beschwerden, wenn diese zusammen mit übersteigerter Gereiztheit, Nervosität, Angst- oder Trauergefühlen auftreten.

Übergießen Sie dazu 1 gehäuften Esslöffel Johanniskrauttee mit 1/4 Liter kaltem Wasser, und erhitzen Sie den Tee bis zum Sieden. Nach 5 Minuten können Sie ihn abseihen. Lassen Sie den Tee auf Handwärme abkühlen, und geben Sie erst dann 5 bis 10 Tropfen des Öls, mit 1 Teelöffel kalter Milch vermischt, zu. Die individuelle Dosierung sollten Sie austesten, bis sich der Erfolg einstellt. In leichteren Fällen kann während der kritischen Tage bereits 1 Tasse täglich eine spürbare Linderung der Beschwerden bringen. Es kann aber auch sein, dass die Dosierung auf täglich 2 bis 3 Tassen gesteigert werden muss.

Begleittherapie bei prämenstruellem Syndrom

▶ Nehmen Sie leicht verdauliche und vitaminreiche Nahrungsmittel in Ihren täglichen Speiseplan auf. Achten Sie auf eine ausreichende Zufuhr von Vitamin B6, um die Umwandlung der Gamma-Linolensäure zur Dihomo-Gamma-Linolensäure zu unterstützen.

▶ Erhöhen Sie die Eiweißzufuhr, da das mit der Nahrung aufgenommene Eiweiß den Flüssigkeitsaustritt ins Gewebe verringert, was Ursache für das Spannungsgefühl in Brust oder Gliedmaßen ist. Das Eiweiß kann über Milch und Milchprodukte zugeführt werden.

▶ Sorgen Sie für eine ausreichende Magnesiumversorgung. Magnesium ist reichlich enthalten in Vollkornprodukten, Weizenkeimen und -kleie, Hirse, Linsen, Erbsen, Sojabohnen, Gerstengraupen, Nüssen, Mais, Milchprodukten, Haferflocken und Bierhefe.

▶ Ersetzen Sie Fleisch öfter mal durch Fisch. Fisch enthält Omega-3-Fettsäuren, die ebenfalls in den Prostaglandinstoffwechsel eingreifen und PMS-Beschwerden reduzieren können.

▶ Verzichten Sie möglichst auf Salz, um der Flüssigkeitseinlagerung im Gewebe entgegenzuwirken. Bringen Sie gleichzeitig verstärkt entwässernde Lebensmittel auf den Tisch, z. B. Kartoffeln oder Reis.

Viel Bewegung und Sport an der frischen Luft unterstützen die Nachtkerzenöltherapie bei PMS. Außerdem sollten Sie während der kritischen Tage Stress und Hektik möglichst vermeiden. Kommt es trotz aller Versuche zu keiner Linderung der Beschwerden, und nehmen Sie die Antibabypille, kann ein Präparatwechsel hilfreich sein. Manchmal bleiben die Symptome schon kurz danach vollständig aus.

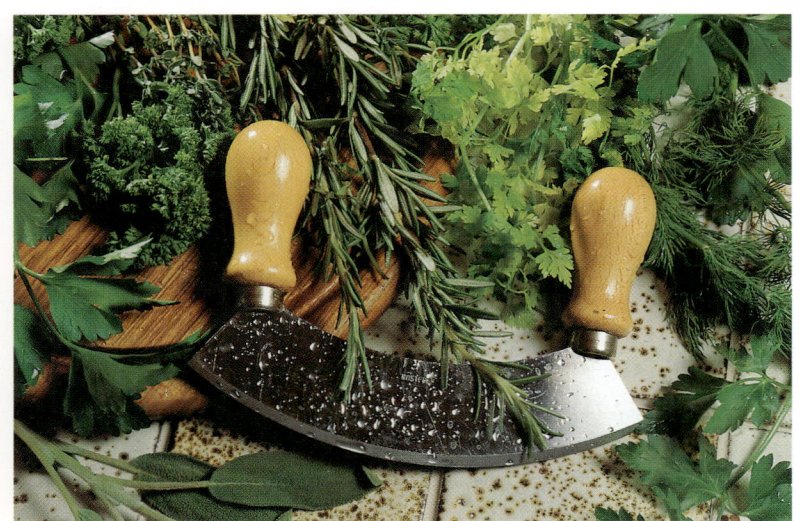

Frische Kräuter – durch ihren Kaliumgehalt wirken sie bei Menstruationsbeschwerden krampflösend und machen es leicht, salzarm zu kochen.

Rheumatische Beschwerden

Mit rund 13 Millionen Erkrankten zählen rheumatische Beschwerden in Deutschland zu den weit verbreiteten Volkskrankheiten. Die Bezeichnung »Rheuma« bezieht sich nicht auf eine einzelne, eigenständige Krankheit, sondern ist Überbegriff für knapp 400 verschiedene Krankheitsbilder. Gemeinsam ist ihnen, dass die Betroffenen häufig unter starken Schmerzen leiden und deren Beweglichkeit zum Teil erheblich eingeschränkt ist.

Bei allen rheumatischen Erkrankungen sind die ersten Anzeichen sehr ähnlich: schmerzende Gelenke oder Muskeln, sobald man versucht, sich zu bewegen, z. B. nach dem Aufstehen am Morgen. In der Anfangsphase verschwinden diese Beschwerden in der Regel nach einigen Minuten von selbst und stellen sich erst am nächsten Morgen wieder ein. Mit der Zeit verschlimmert sich allerdings deren Intensität.

Wodurch entsteht »Rheuma«?

Neuen Erkenntnissen der Medizin zufolge werden rheumatische Beschwerden zu den so genannten Autoimmunkrankheiten gezählt, bei denen ein fehlgesteuertes Immunsystem den eigenen Körper angreift. Es kommt zu Entzündungen in den Gelenken (rheumatoide Arthritis), da die körpereigenen Abwehrzellen die Innenhaut der Gelenke attackieren und allmählich deren empfindliches Gewebe zerstören. Maßgeblich beteiligt an den Entzündungserscheinungen ist ein Übermaß von Prostaglandin E2 im Organismus, das aus der Arachidonsäure gebildet wird, während gleichzeitig ein Mangel des entzündungshemmenden Prostaglandins E1 festgestellt werden kann.

So wirkt Nachtkerzenöl bei »Rheuma«

Rheumamedikamente, beispielsweise so genannte nichtsteroidale Antirheumatika, blockieren die Umwandlung von Arachidonsäure in entzündungsförderndes Prostaglandin E2.

Ähnliches erreicht auch das Nachtkerzenöl. Wird es dem Körper zugeführt, erfolgt eine verstärkte Bildung von Prostaglandin E1 aus der Gamma-Linolensäure. Eine Zunahme des entzündungshemmenden Prostaglandin-E1-Spiegels bewirkt automatisch eine Abnahme des entzündungsfördernden Prostaglandin-E2-Spiegels, indem die Herstellung von Prostaglandin E2 aus der Arachidonsäure unterdrückt wird.

Prostaglandin E1 kontra Rheumaschmerzen

Prostaglandin E1 wirkt noch auf andere Weise positiv bei allen rheumatischen Erkrankungen:

▶ Maßgeblich beteiligt an den Entzündungen in den Gelenken sind T-Lymphozyten, im Knochenmark gebildete, kleinste weiße Blutkörperchen. Prostaglandin E1 kann die überschießende Aktivität dieser Abwehrzellen bremsen.

▶ Eine Ursache der bei fortgeschrittenen rheumatischen Krankheiten in den Gelenken entstehenden Gewebeschäden sind Enzyme, die bei Entzündungen aus den Lysosomen, winzigen Bestandteilen jeder Zelle, freigesetzt werden. Prostaglandin E1 kann die Freisetzung dieser Enzyme unterbinden und dadurch den gefürchteten Gewebeschäden wirksam vorbeugen.

▶ Neben Prostaglandin E2 werden aus der Arachidonsäure im Organismus auch noch entzündungsfördernde Leukotriene gebildet, die ebenfalls am Rheumageschehen beteiligt sind. Ärzte am Royal North Shore Hospital der Universität Sydney/Australien konnten nachweisen, dass die Einnahme von Nachtkerzenöl der Bildung von Leukotrienen vorbeugt.

Auf die richtige Dosis kommt es an

Die Anwendung von Nachtkerzenöl erfordert Geduld. Ein Erfolg stellt sich in der Regel erst nach drei Monaten ein. Richard A. Passwater schreibt in seinem Buch »Evening Primrose Oil« über die Dosierung von Nachtkerzenöl bei der Behandlung rheumatischer Beschwerden: »Bei vielen Patienten zeigte sich eine Besserung, wenn täglich zwischen drei und vier Gramm Nachtkerzenöl eingenommen wurden. Das bedeutet: jeden Morgen und Abend drei bis vier Kapseln mit jeweils 500 Milligramm Nachtkerzenöl.« Um gerade bei Rheumapatienten ein Überangebot von Arachidonsäure im Organismus zu vermeiden, sollten über die restliche Ernährung täglich nicht mehr als 80 Milligramm aufgenommen werden. Als Orientierungshilfe dient Ihnen die Tabelle auf der nächsten Seite.

Mit der Nahrung wird über tierische Lebensmittel wie etwa Fleisch, Fleischprodukte und Eier zusätzlich Arachidonsäure zugeführt – bei normaler Ernährung pro Tag etwa zehnmal so viel wie notwendig. Das Überangebot sorgt dafür, dass vermehrt Prostaglandin E2 produziert wird und das Gleichgewicht von Prostaglandin E1 und E2 aus den Fugen gerät.

Arachidonsäure benötigt der Körper, um die Zellen elastisch zu halten. Gleichzeitig ist sie aber auch Ausgangsstoff für die Produktion von Prostaglandin E2. Normalerweise setzt der Körper immer nur so viel dieser Säure frei, wie er benötigt. Durch zu viele tierische Nahrungsmittel liegt jedoch oft ein deutliches Überangebot vor.

Arachidonsäuregehalt in Lebensmitteln

Lebensmittel (je 100 g verzehrbarer Anteil)	Arachidonsäure (in mg)
Milch und Milchprodukte	
Kuhmilch (3,5 % Fett)	4
Kuhmilch (1,5 % Fett)	2
Süßmolke	0
Speisequark (20 % i. Tr.)	5
Speisequark mager	0
Camembert	34
Eier	
Hühnerei (Gesamtei)	70
Eigelb	297
Fette und Öle	
Schweineschmalz	1700
Diätmargarine	0
Weizenkeimöl	0
Fleisch und Fleischprodukte	
Schweineleber	870
Leberwurst	230
Schweinefleisch (Muskel)	120
Rindfleisch (Muskel)	70
Huhn	112
Kalbfleisch	53
Gemüse, Kartoffeln, Nüsse	0
Sojaprodukte	0
Obst	0

Quelle: Adam, O.: Arachidonsäuregehalt in ausgewählten Lebensmitteln
In: Aktuelle Ernährungsmedizin 20 (1995), Seite 183

Massieren Sie den Schmerz weg

Gegen rheumatische Schmerzen hilft ein Massageöl aus Avocado-, Nachtkerzen- und Teebaumöl. Geben Sie auf 100 Milliliter Avocadoöl jeweils 30 Tropfen Nachtkerzen- und Teebaumöl. Massieren Sie schmerzende Gelenke täglich 2-mal mit dieser Mischung.

Abhilfe bei rheumatischen Beschwerden

▶ Sorgen Sie für eine vitamin- und mineralstoffreiche Ernährung. Achten Sie auf Vollwertkost, viel frisches Obst und Gemüse. Reduzieren Sie den Verzehr von Fleisch, verzichten Sie auf tierische Fette.

▶ Bauen Sie Übergewicht ab. Überschüssige Pfunde drücken auf die Gelenke und verschlimmern dadurch insbesonders die rheumatoide Arthritis erheblich.

▶ Entschlacken Sie regelmäßig den Organismus. Gerade bei Rheumapatienten haben sich im Gewebe zahlreiche belastende Schlacken angesammelt. Legen Sie dazu Fastenwochen ein. Trinken Sie reichlich Entschlackungstees aus Birke, Holunder, Löwenzahn, Schafgarbe oder Brennnessel.

▶ Sorgen Sie für ausreichend Bewegung an der frischen Luft, gehen Sie täglich mindestens eine halbe Stunde lang spazieren – auch, wenn das manchmal weh tut.

▶ Meiden Sie Stress, und schlafen Sie jede Nacht mindestens acht Stunden. Legen Sie auch tagsüber öfter kurze Ruhepausen ein, während der Sie körperlich und seelisch entspannen können.

▶ Meiden Sie einseitig belastende Tätigkeiten, erledigen Sie schwere Hausarbeit nicht an einem Stück, sondern schieben Sie immer leichtere Arbeiten dazwischen.

▶ Bett und Sitzmöbel sollten nicht zu weich sein, sondern eine feste Unterlage bilden. Nur dann können sie dem Körper eine entlastende Stütze bieten.

▶ Fördern Sie bei akuten Rheumaschüben die Regeneration des Organismus, indem Sie Ihren Körper ruhig halten. Legen Sie sich möglichst viel hin.

Zu den rheumatischen Erkrankungen zählen beispielsweise:
▶ **Arthrose (Gelenkabnutzung)**
▶ **Arthritis (Gelenkentzündung)**
▶ **Polyarthritis**
▶ **Gicht**
▶ **Rheumatisches Fieber**

Schizophrenie

Schizophrenie entspricht nicht der weit verbreiteten Meinung von Persönlichkeits- oder Bewusstseinsspaltung. Die Betroffenen leiden vielmehr aufgrund biochemischer Funktionsstörungen unter Wahnvorstellungen oder Halluzinationen. Diese reichen von Verfolgungs- oder Größenwahn über krankhafte Eifersucht bis hin zu der zwanghaften Vorstellung, eine andere Person zu sein. Während der Halluzinationsphasen nimmt der Kranke entweder Stimmen wahr oder sieht Gestalten, die nicht vorhanden sind. Untersuchungen mit Patienten am Bootham Park Hospital in York/Großbritannien ergaben, dass sich eine wesentliche Besserung ihres Zustands einstellte, wenn sie Nachtkerzenöl in Kombination mit Penizillin verabreicht bekamen.

Die auslösenden Ursachen für Schizophrenie sind bis heute nicht geklärt. Wissenschaftlich diskutiert wird eine für jeden Einzelfall andere ungünstige Kombination biografischer, psychischer, hirnorganischer, sozialer und genetischer Bedingungen.

Schwangerschaftskomplikationen

Starke Kopfschmerzen, Stechen im Bauch, Schleier vor den Augen oder Krämpfe in den letzten Schwangerschaftswochen dürfen nie vernachlässigt werden. Treten eines oder mehrere dieser Anzeichen auf, sollte man sofort einen Arzt verständigen – notfalls auch mitten in der Nacht – oder sich in die Klinik fahren lassen. Mit diesen Anzeichen könnte sich eine gefährliche so genannte Präeklampsie ankündigen, die durch Komplikationen zur Eklampsie wird und das Leben von Mutter und Kind bedrohen kann.

Was ist eine Präeklampsie?

Während einer Präeklampsie schnellt der Blutdruck blitzartig in die Höhe, über den Urin wird verstärkt Eiweiß, teilweise vermischt mit Blut, ausgeschieden, und im gesamten Körpergewebe bilden sich Wasseransammlungen (Ödeme). Sie sind vermutlich auch die Ursache für die rasenden Kopfschmerzen. Flüssigkeitsschwellungen drücken auf empfindliche Nerven im Kopf.

Nachtkerzenöl beugt Präeklampsie vor

Untersuchungen an der School of Public Health and Tropical Medicine der Tulane Universität in New Orleans/USA erbrachten Hinweise, dass mit Nachtkerzenöl der gefährlichen Präeklampsie vorgebeugt werden kann:

In einer plazebokontrollierten Doppelblindstudie erhielt eine Gruppe von schwangeren Frauen Kapseln mit einer Mischung aus Nachtkerzenöl, Fischöl und Magnesiumoxid, während eine andere Gruppe lediglich wirkungslose Scheinmedikamente (Plazebos) bekam. Bei denjenigen Frauen, die Nachtkerzenöl erhielten, trat während der Schwangerschaft kein einziges Mal eine Präeklampsie auf, in der Testgruppe mit dem Scheinmedikament hingegen kam es zu drei Fällen.

Rezepte zur Zubereitung von Speisen mit Nachtkerzenöl, mit denen Sie sich auch während der Schwangerschaft gesund ernähren können, finden Sie ab Seite 82.

Was versteht man unter Eklampsie?

Rund die Hälfte aller Eklampsiefälle, die sich aus der Vorstufe der Präeklampsie entwickeln können, entsteht in den letzten Schwangerschaftswochen – etwa ein Drittel während der Wehen und der Rest nach der Geburt.

Wird die werdende Mutter oder die Wöchnerin nicht unverzüglich behandelt, kann sie in ein Koma fallen, aus dem sie nicht mehr aufwacht, oder sie kann sofort sterben. Dieses Schicksal droht auch dem Baby, falls es sich noch im Mutterleib befindet.

Erste Hilfe bei Eklampsie

Zur Behandlung einer Eklampsie ist es wichtig, dass die betroffene Frau möglichst schnell in die Klinik kommt. Dort wird sie künstlich beatmet und erhält entkrampfende Medikamente. Um Mutter und Kind zu retten, müssen die Ärzte die Schwangerschaft sofort mit einem Kaiserschnitt beenden. Ist das Baby dann auf der Welt, verschwinden die Symptome eigenartigerweise fast augenblicklich.

Nachtkerzenöl ist eine unbedenkliche Nahrungsergänzung. Dennoch sollten Sie in der Schwangerschaft genau mit Ihrem Arzt abklären, ob er die Einnahme empfiehlt und wie hoch die Dosierung sein soll.

Sjörgen-Syndrom

**Während Ernährungs-
berater empfehlen, nicht
mehr als 25 Prozent der
aufgenommenen Energie
in Form von Fetten und
den Rest über Kohlenhy-
drate zu decken, kommen
durchschnittlich 40 Pro-
zent der dem Körper
zugeführten Kalorien aus
Fetten. Zu allem Überfluss
sind mehr als die Hälfte
davon auch noch tieri-
sche, also überwiegend
gesättigte Fette.**

Das seltene Sjörgen-Syndrom (Trockenheit in Mund und Augen) tritt häufig zusammen mit Arthritis auf. Dabei ist die Flüssigkeitsproduktion in den Speicheldrüsen des Munds und den Tränendrüsen der Augen verringert. Die Betroffenen quält dann ein übermäßig trockener Mund sowie ein Brennen und Fremdkörpergefühl in den Augen. Verschiedene klinische Studien ergaben, dass sich diese Beschwerden durch die Einnahme von Nachtkerzenöl wesentlich besserten.

Übergewicht

Rund 40 Prozent aller Deutschen sind übergewichtig, 16 Prozent sogar so sehr, dass ihr Zustand als Fettsucht bezeichnet wird. Schuld sind in erster Linie falsche Ernährungsgewohnheiten. An zweiter Stelle rangiert chronischer Bewegungsmangel. So sitzt jeder Bundesbürger im Durchschnitt jede Woche 21 Stunden vor dem Fernseher. Selbst an den Wochenenden verfallen viele der Verlockung des Faulenzens: Mehr als jeder Dritte verbringt das Wochenende zu Hause. Die restlichen knappen zwei Drittel verlassen zwar ihr Heim, sitzen dann aber im Auto und nach der Fahrt bei Freunden oder Verwandten zum gemütlichen Plausch beisammen.

Gesundheitliche Folgen von Übergewicht

Zur Behandlung der durch falsche Ernährung hervorgerufenen Krankheiten wie Herz- und Gefäßleiden, Diabetes mellitus, Magen- und Darmkrebs, Nierenerkrankungen, rheumatische Beschwerden und Fettsucht (Adipositas) entstehen mittlerweile jedes Jahr Kosten, wie sie auch in der Krebstherapie anfallen – stolze 100 Milliarden DM. Was den Einzelnen aber eher nachdenklich stimmen dürfte: Nahezu jede zweite Krankheit mit tödlichem Ausgang ist auf falsche Ernährung und daraus resultierendem Übergewicht zurückzuführen.

So erkennen Sie, ob Sie Übergewicht haben

Häufig wird zur Ermittlung des eigenen Gewichtsstatus die so genannte Broca-Formel zugrunde gelegt: Körpergröße in Zentimeter minus 100 bei Männern, Körpergröße minus 100 minus 10 Prozent bei Frauen. Eine genauere Analyse des eigenen Gewichts ergibt der Bodymass-Index (BMI). Dabei wird das Körpergewicht durch die mit sich selbst multiplizierte Körpergröße geteilt.

Beispiel Eine Person wiegt 75 Kilogramm und ist 1,80 Meter groß. Dann lautet die Berechnung 75 : 3,24 (=1,80 x 1,80) = 23,15 BMI.

Einteilung der BMI-Werte

BMI unter 20: starkes Untergewicht, bei Werten unter 19 eventuell sogar Neigung zu Magersucht

BMI 20 bis 25: gesundheitlich völlig unbedenkliches, normales Körpergewicht

BMI 26 bis 30: leichtes Übergewicht; das Körpergewicht sollte regelmäßig kontrolliert und nach unten korrigiert werden

BMI über 30: starkes Übergewicht, das Gesundheitsrisiko ist deutlich erhöht; ratsam wäre ärztlich kontrolliertes Abnehmen

Nahezu ebenso schnell, wie die Pfunde bei Diäten purzeln, sind sie kurze Zeit später wieder da. Ursache dafür ist die natürliche Neigung des Körpers, nach »mageren Zeiten«, also vorübergehendem Nahrungsentzug, verstärkt Fetteinlagerungen zu bilden, um auf die nächste »Notzeit« besser vorbereitet zu sein.

Betrachten Sie Berechnungen zum Körpergewicht als Anhaltspunkte und nicht als magische Formeln, denen man sich unterwerfen muss.

So gelingt die Diät

Rund 300 verschiedene Diätkuren werden derzeit als Abnehmhilfen angeboten, von denen allerdings die wenigsten zu einer sinnvollen Gewichtsreduzierung beitragen. Insbesondere bei den so genannten Crashdiäten wird nur in den seltensten Fällen ein anhaltender Erfolg erreicht. Zur langfristigen Gewichtsabnahme und dem anschließenden Halten des Normalgewichts führt nach Ansicht seriöser Ernährungsberater lediglich eine grundsätzliche Umstellung der Ernährungsgewohnheiten. Danach sollte sich die tägliche Energiezufuhr folgendermaßen zusammensetzen:

▶ 60 Prozent als Kohlenhydrate
▶ 25 Prozent als Fett, davon mindestens die Hälfte pflanzlich
▶ 15 Prozent als Eiweiß

Wissenschaftliche Untersuchungen über den Erfolg von Diätkuren besagen:
▶ **Nur 1 von 200 Personen schafft es, das erzielte Gewicht länger als ein Jahr lang zu halten.**
▶ **95 Prozent aller Personen, die mit einer Diätkur ihr Gewicht reduziert haben, sind fünf Jahre nach der Kur schwerer als zuvor.**
▶ **70 Prozent aller Abnehmwilligen brechen eine Diät vorzeitig ab.**

Kalorienverbrauch durch Bewegung

Zusätzlich zur Umstellung der Ernährung sollten mindestens 2000 Kilokalorien pro Woche in Form von körperlicher Betätigung abgearbeitet werden. Folgende Kilokalorienwerte werden bei unterschiedlichen körperlichen Tätigkeiten pro Stunde verbrannt (Durchschnittswerte):

Tätigkeit	Kilokalorienverbrauch pro Stunde
Joggen	600 kcal
Skifahren	520 kcal
Treppensteigen	510 kcal
Schwimmen	430 kcal
Radfahren	330 kcal
Gymnastik	300 kcal
Tanzen	300 kcal
Schwerstarbeit	260 kcal
Fensterputzen	240 kcal
Spazierengehen	180 kcal
Schwere Arbeit	180 kcal
Unkraut jäten	140 kcal
Leichte Arbeit	80 kcal

So purzeln die Pfunde effektiv

Hintergrund der Gewichtsreduzierung durch Nachtkerzenöl ist ein noch nicht vollständig aufgeklärter Mechanismus im Zusammenhang mit dem so genannten braunen Fett. Ist dieser Mechanismus beeinträchtigt, die Kommunikation zwischen dem Sättigungszentrum im Zwischenhirn und dem braunen Fett gestört, reagieren die braunen Fettzellen nicht oder nur träge auf den Befehl, überschüssige Kalorien zu verbrennen. Diese werden dann in den restlichen Fettzellen des Körpers gespeichert – Übergewicht entsteht.

Diese Störung kann Nachtkerzenöl beheben. Es wirkt über einen noch ungeklärten Weg anregend auf die Mitochondrien, die Kraftwerke im Kern der braunen Fettzellen, die wiederum den Zellstoffwechsel ankurbeln. In der Folge findet eine verstärkte Verbrennung von Kohlenhydraten statt, die dem Organismus dann als Energie zur Verfügung stehen. Überschüssige Fette werden abgebaut, das Übergewicht reduziert, oder es entsteht erst gar nicht.

Übergewicht abbauen mit Nachtkerzenöl

Nachtkerzenöl kann erfolgreich dazu beitragen, Übergewicht abzubauen. Das ergab ein Zufallsbefund bei der Erforschung der Auswirkungen von Gamma-Linolensäure auf Schizophrenie am Bootham Park Hospital in York/Großbritannien. Das Ergebnis wurde anschließend durch eine weitere Untersuchung bestätigt. Auch wenn der genaue Zusammenhang zwischen Nachtkerzenöl und Gewichtsreduzierung noch nicht entschlüsselt ist, sind die Ergebnisse der bisherigen Studien ermutigend. Patienten mit mehr als zehn Prozent Übergewicht, die im Rahmen dieser Untersuchungen an der Universität von Wales in Cardiff täglich acht Kapseln mit je 500 Milligramm Nachtkerzenöl erhielten, verloren im Lauf von sechs Wochen durchschnittlich fünf Kilogramm Körpergewicht.

Allerdings ist eine Therapie mit Nachtkerzenöl bei leichtem Übergewicht wirkungslos: Der Abnehmeffekt tritt erst bei mehr als zehn Prozent Übergewicht ein.

Das braune Fett kommt beim Menschen ausschließlich im Nacken und entlang des Rückgrats vor. Seinen Namen hat es von seiner bräunlichen Färbung, die auf eine hohe Konzentration von Mitochondrien in seinen Zellen zurückzuführen ist. Braunes Fett ist jedoch nicht wie das restliche Körperfett dafür vorgesehen, zur Energiegewinnung etwa bei körperlicher Betätigung verbrannt zu werden, sondern dient zur Anpassung der Körperwärme.

Wechseljahrebeschwerden

Das Aufhören der Regelblutungen, die so genannte Menopause, liegt bei Frauen heute statistisch zwischen dem 49. und 53. Lebensjahr. Allmählich stellen die Eierstöcke ihre Funktion ein, der Hormonhaushalt verändert sich. Erste Anzeichen der Umstellung im Organismus sind bereits während der Prämenopause, der Zeit vor der letzten Periode, zu bemerken: Müdigkeit, Nervosität, Kopfschmerzen.

Auch der Schlaf kann während der Wechseljahre beeinträchtigt sein. Er bringt auf einmal keine Erholung und tiefe Entspannung mehr, sondern man wacht morgens bereits kaputt und zerschlagen auf.

Wie kommt es zu den Beschwerden?

Ursache für die Wechseljahrebeschwerden ist in erster Linie eine Abnahme des Östrogenspiegels im Blut. Dadurch gerät das vegetative Nervensystem aus dem Gleichgewicht, und der Sympathikus »regiert«. Er wirkt stark anregend und veranlasst den Organismus zu gesteigerter Aktivität. Herzschlag und Atmung werden beschleunigt, der Blutdruck gesteigert, Bronchien und Herzkranzgefäße erweitert. Hinzu kommt eine Funktionsentgleisung im Zwischenhirn: Ohne Vorwarnung treibt das dort angesiedelte Regelzentrum die Körpertemperatur plötzlich in die Höhe, Hitzewallungen treten auf. Darüber hinaus bewirkt der gestörte Hormonmangel eine verminderte Ausschüttung der Stoffe Serotonin und Noradrenalin im Zwischenhirn. Die Folge ist eine Störung des Traum- und des Tiefschlafs.

Nachtkerzenöl im Test

An der Klinik für Geburtshilfe und Gynäkologie der Keele Universität in Stoke on Trent/Großbritannien erhielten 28 Frauen mit Wechseljahrebeschwerden über den Zeitraum von sechs Monaten zweimal täglich eine Kapsel mit 500 Milligramm Nachtkerzenöl und 10 Milligramm Vitamin E. Während der gesamten Dauer der Studie mussten die Frauen in einem Tagebuch festhalten, welche Beschwerden sich bei ihnen einstellten und wie stark diese waren. Die Auswertung der Tagebücher ergab, dass übereinstimmend über einen erheblichen Rückgang nächtlicher Hitzewallungen berichtet wurde.

Mit Nachtkerzenöl gegen Wechseljahrebeschwerden

Ob Nachtkerzenöl auch die Wechseljahrebeschwerden lindern kann, ist wissenschaftlich noch nicht eindeutig geklärt. Manche Frauen geben jedoch an, Nachtkerzenöl regelmäßig in Kombination mit Melatonin und Vitaminen des B-Komplexes einzunehmen und dadurch eine wesentliche und dauerhafte Verbesserung der Beschwerden erreicht zu haben. Man kann das Nachtkerzenöl vorbeugend aber auch als Tee oder Vollbad anwenden.

Tee

Gegen depressive Verstimmungen während der Wechseljahre hilft Johanniskrauttee. Die Zubereitung erfolgt wie auf Seite 56 unter »Prämenstruelles Syndrom« beschrieben. Die Dosierung sollte zu Beginn der Teekur bei 2 Tassen täglich liegen. Bessern sich die Beschwerden, kann auf 1 Tasse am Tag reduziert werden.

Vollbad

Allgemein sehr gute Wirkung bei Wechseljahrebeschwerden zeigen Heublumenbäder. Übergießen Sie etwa 400 Gramm Heublumen mit 5 Liter Wasser, und bringen Sie die Kräutermischung allmählich zum Sieden. Lassen Sie sie 15 Minuten lang bei geringer Hitze kochen, seihen Sie sie ab, und geben Sie den Sud ins Badewasser. Die positive Wirkung wird mit Nachtkerzenöl noch verstärkt. Rühren Sie 25 Tropfen des Öls in 1 Tasse Sahne, und gießen Sie diese Mischung in das Badewasser. Achten Sie darauf, dass seine Temperatur 36 °C nicht übersteigt, da das Nachtkerzenöl sehr wärmeempfindlich ist.

Johanniskraut enthält Stoffe, die wirksam bei depressiven Verstimmungen und ihren körperlichen Auswirkungen helfen. Man kann es als Saft, Kräutertablette oder Tee – auch kombiniert mit Nachtkerzenöl – zu sich nehmen.

Winterdepression (SAD)

In Einzelfällen berichteten Patienten, die unter der so genannten Winterdepression (SAD = Seasonal Affected Disorders) litten, über eine wesentliche Besserung ihres Leidens nach der Einnahme von Nachtkerzenöl, kombiniert mit Vitaminen des B-Komplexes.

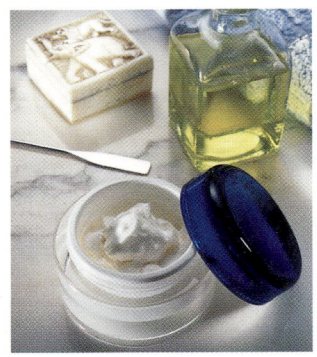

Kosmetika mit Nachtkerzenöl lassen sich problemlos selbst herstellen.

Schönheitspflege mit Nachtkerzenöl

Hautpflege

Die Haut ist das größte Organ des menschlichen Körpers. Sie nimmt eine wichtige Stellung bei der Ausscheidung von Stoffwechselresten über die Talg- und Schweißdrüsen ein, schützt den Organismus aber auch gleichzeitig vor dem Eindringen von Krankheitserregern wie Viren oder Bakterien aus der Umwelt. Voraussetzung für das reibungslose Funktionieren der Haut als Ausscheidungsorgan und Umweltbarriere ist, dass sie weich und geschmeidig bleibt und ihr Stoffwechsel nicht beeinträchtigt wird. Wird die Haut spröde und trocken oder bekommt sie Falten, ist das ein Zeichen, dass sie unter einem Mangel an Vitalstoffen leidet. Nachtkerzenöl kann einem Defizit an Nährstoffen erfolgreich vorbeugen oder, falls bereits ein Mangel aufgetreten ist, ihn wieder beseitigen und auf diese Weise für eine gut versorgte, jugendlich zarte und faltenfreie Haut sorgen.

Nicht nur Problemhaut, sondern auch an sich gesunde Haut profitiert von den Wirkungen des Nachtkerzenöls: Es unterstützt die natürlichen Hautfunktionen und beugt einer frühzeitigen Faltenbildung vor.

Gesichts- und Körpercremes

Basistagescreme

Zutaten: 40 g Tegomulus, 80 g Sonnenblumenöl, 30 g Kakaobutter
Zubereitung: Sie benötigen zur Zubereitung 2 Töpfe. Erhitzen Sie im ersten Tegomulus und das Sonnenblumenöl gemeinsam, bis sich beides gründlich vermischt. Sie dürfen diese Cremezutaten aber nicht zu heiß werden lassen oder kochen, da sonst die wertvollen Ölbestandteile zerstört werden. Sobald das Ganze auf etwa 40 °C abgekühlt ist, rühren Sie vorsichtig die im zweiten Topf geschmolzene Kakaobutter ein. Aus dieser Cremegrundlage können Sie für verschiedene Hauttypen Cremes mit Nachtkerzenöl und weiteren pflegenden Bestandteilen

herstellen. Da Nachtkerzenöl und teilweise auch Aromaöle sehr temperaturempfindlich sind, sollten die weiteren Zutaten erst zugerührt werden, wenn die Cremegrundlage auf unter 35 °C abgekühlt ist. Am besten wäre es, das Nachtkerzenöl zuletzt beizugeben, wenn sich das Ganze gerade noch umrühren lässt.

Im Folgenden werden die unterschiedlichen Zutaten für Cremes für jeden Hauttyp aufgeführt. Die Dosis der Zutaten bezieht sich jeweils auf die hier angeführte Menge an Cremegrundlage.

Basisnachtcreme

Zutaten: 40 g Tegomulus, 50 g Avocadoöl, 30 g Sonnenblumenöl, 30 g Kakaobutter

Zubereitung: Die Zubereitung erfolgt wie bei der Grundlage für die Tagescreme beschrieben. Tegomulus, Avocadoöl und Sonnenblumenöl werden zusammen erhitzt, nach dem Abkühlen auf etwa 40 °C wird Kakaobutter zugerührt.

Das vitaminreiche Avocadoöl dringt rasch in die Haut ein, wirkt rückfettend und bindet die Feuchtigkeit in der Haut. Allerdings verleiht es der Haut einen leicht fettigen Glanz, weshalb bei der Herstellung für Tagescremes darauf verzichtet wird.

Sie können jedoch anhand der folgenden Einzelmischungen für eine individuelle Tagescreme auch eine Nachtcreme für Ihren ganz persönlichen Hauttyp zusammenstellen. Die zusätzlichen Zutaten entsprechen denen bei der Herstellung einer Tagescreme. Sie verwenden nur anstatt der Basistagescreme die Basisnachtcreme als Grundlage.

Spezialcremes für jeden Hauttyp

Tagescreme für normale Haut

Zutaten: zusätzlich zur Basistagescreme jeweils 15 Tropfen Aloe-vera-Öl und Jojobaöl, 20 Tropfen Rosenöl, 10 Tropfen Nachtkerzenöl

Tagescreme für trockene Haut

Zutaten: zusätzlich zur Basistagescreme 8 Tropfen Geraniumöl sowie jeweils 12 Tropfen Lavendelöl und Nachtkerzenöl

Da jedes der hier beschriebenen Aromaöle, aber auch das Nachtkerzenöl, in sehr seltenen Fällen allergische Reaktionen auslösen kann, sollte man vor der ersten Anwendung unbedingt folgenden Test machen: 1 bis 2 Tropfen Öl oder Ölmischung auf die Innenseite der Armbeuge, eine der sensibelsten Stellen des menschlichen Körpers, auftragen. Entsteht nach 10 Minuten noch keine Rötung oder Quaddelbildung, gibt es keine Bedenken.

Typgerechte Hautpflege mit Nachtkerzenöl sorgt für einen schönen und frischen Teint.

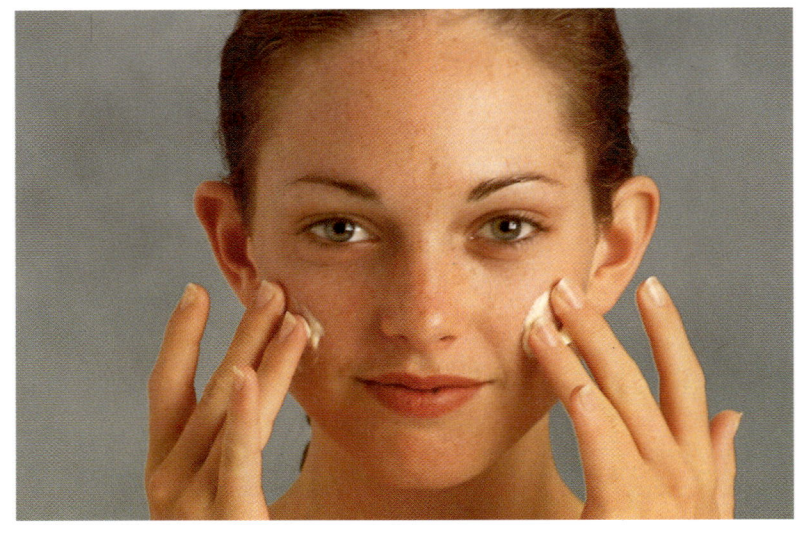

Tagescreme für fettige Haut

Zutaten: zusätzlich zur Basistagescreme 10 Tropfen Bergamotteöl, je 6 Tropfen Zitronenöl, Sandelholzöl und 8 Tropfen Nachtkerzenöl

Das kostbare Nachtkerzenöl wird sehr leicht von der Haut aufgenommen. Es hinterlässt keinen störenden Fettfilm, bindet Feuchtigkeit hervorragend und macht die Haut samtweich.

Tagescreme für alternde Haut

Zutaten: zusätzlich zur Basistagescreme jeweils 8 Tropfen Neroliöl, Sandelholzöl, 6 Tropfen Orangenöl, 15 Tropfen Nachtkerzenöl

Tagescreme für rissige oder entzündete Haut

Zutaten: zusätzlich zur Basistagescreme 10 Tropfen Kamillenöl, je 6 Tropfen Muskatellersalbeiöl und Rosenholzöl sowie 10 Tropfen Nachtkerzenöl

Creme gegen Falten um die Augen (»Krähenfüße«)

Zutaten: zusätzlich zur Basistagescreme jeweils 4 Tropfen Kamillenöl und Lavendelöl, 6 Tropfen Sandelholzöl, 8 Tropfen Nachtkerzenöl
Hinweis Reiben Sie die Creme vorsichtig ein, und achten Sie unbedingt darauf, dass keine Creme in die Augen gelangt, da sie Reizungen verursachen kann.

Creme gegen Krampfadern und geplatzte Äderchen

Zutaten: zusätzlich zur Basistagescreme jeweils 4 Tropfen Weihrauchöl, Schafgarbenöl, jeweils 6 Tropfen Zypressenöl und Zitronenöl, 10 Tropfen Nachtkerzenöl

Zellulitecreme

Zutaten: zusätzlich zur Basisnachtcreme jeweils 8 Tropfen Schafgarbenöl und Pampelmusenöl, 4 Tropfen Wacholderessenz, 10 Tropfen Orangenöl und 12 Tropfen Nachtkerzenöl

Quarkpackung zur Regenerierung des Teints

Zutaten: 50 g Magerquark, 2 EL Wasser, 1 TL klarer Honig, jeweils 2 Tropfen Geraniumöl und Kamillenöl, jeweils 3 Tropfen Rosenholzöl und Lavendelöl, 5 Tropfen Nachtkerzenöl

Zubereitung: Nehmen Sie 1/4 des Inhalts einer 250-Gramm-Packung Magerquark, und rühren Sie als erstes 2 Esslöffel lauwarmes Wasser und 1 Teelöffel klaren Honig dazu. Sobald das Ganze gut vermischt ist, fügen Sie die Öle zu.

Tragen Sie diese Mischung auf die Gesichtshaut auf, und lassen Sie sie 10 bis 15 Minuten lang einwirken. Anschließend mit lauwarmem Wasser abspülen. Sind noch Rückstände auf der Haut, keine Seife, sondern lediglich reichlich klares Wasser verwenden.

Achten Sie beim Einkauf für selbst gemachte Kosmetika auf Qualität. Naturreine und hochwertige Produkte bekommen Sie z. B. in Apotheken, Reformhäusern, Naturkostläden und über den Spezialversandhandel.

Packung gegen trockene Gesichtshaut

Zutaten: 1 Eigelb, 50 g Magerquark, 5 Tropfen Rosenöl, 3 Tropfen Kamillenöl, 10 Tropfen Nachtkerzenöl

Zubereitung: Verrühren Sie zunächst das Eigelb und dann die verschiedenen Öle mit dem Magerquark. Die Mischung auf die Gesichtshaut auftragen und 20 Minuten lang einwirken lassen, danach mit reichlich lauwarmem Wasser abspülen.

Tipp Besonders wirksam ist diese Packung, die etwa 1-mal wöchentlich angewendet werden sollte, wenn man während der Einwirkzeit ein warmes Bad mit Nachtkerzenöl zur Entspannung nimmt.

Nährende Körperöle

Reinigungsöl für die Haut

Zutaten: 100 g Sonnenblumenöl, 10 Tropfen Nachtkerzenöl, 10 g Lezithin CM, 3 Tropfen Lavendelöl
Zubereitung: Alle Zutaten gut miteinander vermischen.

Basiskörperöl

Zutaten: 50 g Jojobaöl, 50 g Weizenkeimöl
Zubereitung: Mischen Sie die beiden Öle miteinander – fertig ist die Grundlage für viele Einzelrezepte. Mit den jeweiligen Zutaten können Sie dann das passende Öl für Ihren persönlichen Hauttyp herstellen.

Öl für trockene Haut

Zutaten: zusätzlich zum Basiskörperöl je 8 Tropfen Honigöl und Sandelholzöl sowie je 12 Tropfen Kamillenöl und Nachtkerzenöl

Öl für fettige Haut

Zutaten: zusätzlich zum Basiskörperöl 6 Tropfen Geraniumöl, jeweils 10 Tropfen Zedernöl, Ylang-Ylang-Öl und Nachtkerzenöl

Öl für unreine Haut

Zutaten: zusätzlich zum Basiskörperöl je 8 Tropfen Zistrosenöl und Lavendelöl sowie je 12 Tropfen Immortelleöl und Nachtkerzenöl

Öl für faltige oder alternde Haut

Zutaten: zusätzlich zum Basiskörperöl 6 Tropfen Muskatellersalbeiöl, je 10 Tropfen Neroliöl und Galbanumöl, 15 Tropfen Nachtkerzenöl

Die hier vorgestellten Kosmetikrezepte sind sehr einfach zuzubereiten. Wer dennoch nicht selbst zur Tat schreiten will: Apotheken und Reformhäuser haben immer mehr Pflegeprodukte mit Nachtkerzenöl in ihrem Sortiment.

Nachtkerzenölbalsam für trockene Haut

Zutaten: jeweils 40 g Weizenkeim- und Jojobaöl, je 10 Tropfen Orangenöl und Lorbeeröl, 6 Tropfen Nelkenöl, 4 Tropfen Rosenöl, 10 Tropfen Nachtkerzenöl
Zubereitung: Vermischen Sie die Öle gründlich miteinander.

Pflegende und regenerierende Körperlotionen

Basislotion

Zutaten: 40 g Jojobaöl, 40 g Avocadoöl, 20 Tropfen Nachtkerzenöl
Zu dieser Basismischung können Sie je nach Hauttyp verschiedene ätherische Öle geben.

Bei fetter Haut und verstopften Poren

Zutaten: zusätzlich zur Basislotion jeweils 8 Tropfen Lavendelöl, Bergamotteöl, Zedernholzöl und Wacholderöl

Bei entzündeter und überstrapazierter Haut

Zutaten: zusätzlich zur Basislotion jeweils 8 Tropfen Kamillenöl, Rosenöl, Geraniumöl und Neroliöl

Bei trockener Haut

Zutaten: zusätzlich zur Basislotion 10 Tropfen Geraniumöl, jeweils 8 Tropfen Sandelholzöl, Ylang-Ylang-Öl und Patschuliöl

Heilöle

Gegen Insektenstiche

Zutaten: jeweils 5 Tropfen Teebaumöl, Lavendelöl, Melisseöl, Minzöl, 10 Tropfen Nachtkerzenöl
Zubereitung: Vermischen Sie alle Öle gründlich miteinander, und reiben Sie die Stichstelle mehrmals täglich damit ein. Juckreiz, Rötung und Schwellung nach Bienen-, Wespen- und Mückenstichen werden dann rasch nachlassen.

Gegen Verbrennungen ersten Grades

Zutaten: jeweils 20 Tropfen Lavendelöl und Nachtkerzenöl
Zubereitung: Mischen Sie die beiden Öle, und tragen Sie die Mischung auf die Verbrennung auf. Sie beseitigt zuverlässig Schmerzen, beugt dem Entstehen von Brandblasen vor und sorgt für eine rasche Regeneration der verbrannten Haut.

Zusammen mit Aromaölen können Sie Nachtkerzenöl auch bei Hautverletzungen oder sogar bei Hautkrankheiten verwenden. Hier eine Ölmischung gegen Fußpilz: 30 Gramm Jojobaöl, 30 Gramm Aloe-vera-Öl, jeweils 10 Tropfen Myrrhen-, Teebaum- und Lavendelöl und 15 Tropfen Nachtkerzenöl. Geben Sie den beiden Basisölen die Aromaöle zu. Reiben Sie die vom Pilz befallenen Stellen 5-mal täglich damit ein.

Gegen Sonnenbrand

Zutaten: 30 g Aloe-vera-Öl, 30 g Jojobaöl, jeweils 15 Tropfen Lavendelöl und Kamillenöl, 20 Tropfen Nachtkerzenöl

Zubereitung: Vermischen Sie alle Öle gut miteinander, und reiben Sie mit dieser Mischung mehrmals täglich die betroffenen Hautstellen ein.

Gegen Hämorrhoidalbeschwerden

Zutaten: jeweils 10 Tropfen Myrtenöl und Zypressenöl, 8 Tropfen Schafgarbenöl, 12 Tropfen Nachtkerzenöl, 50 g Jojobaöl

Zubereitung: Geben Sie die Aromaöle zusammen mit dem Nachtkerzenöl in das Jojobaöl, und vermischen Sie alles miteinander. Reiben Sie 3-mal täglich mit ein paar Tropfen der Mischung die Hämorrhoidenstellen am After ein.

Gegen Muskelkater

Zutaten: je 40 g Jojoba- und Weizenkeimöl, je 10 Tropfen Rosmarinöl und Majoranöl, je 15 Tropfen Geraniumöl und Nachtkerzenöl

Zubereitung: Die Öle gut miteinander vermischen und die betroffenen Muskeln mehrmals täglich damit massieren.

Heilöl gegen leichte Hautentzündungen:
▶ **50 Gramm Jojobaöl**
▶ **10 Tropfen Geraniumöl**
▶ **5 Tropfen Rosenöl**
▶ **5 Tropfen Lavendelöl**
▶ **10 Tropfen Nachtkerzenöl**

Desinfektion kleinerer Wunden mit Nachtkerzenöl

Zutaten: je 10 Tropfen Bergamotteöl, Lavendelöl und Nachtkerzenöl, je 8 Tropfen Eukalyptusöl und Rosenöl

Zubereitung: Die Öle gut miteinander vermischen. Kleinere Hautverletzungen wie Risse oder Schnittwunden können gut mit dieser Mischung desinfiziert werden, die Sie direkt auf die Wunde auftragen. Die ätherischen Öle wirken desinfizierend, das Nachtkerzenöl unterstützt die Wundheilung.

Außerdem können Sie daraus eine Wundcreme zubereiten, wenn Sie 20 Gramm Bienenwachs nehmen, auf etwa 40 °C erwärmen und die Ölmischung einrühren. Nach dem Abkühlen wird die Mischung zäh und lässt sich gut in die Haut einreiben. Im Bienenwachs sind noch zusätzliche Substanzen enthalten, die die Wunddesinfektion und -heilung wirksam unterstützen.

Gegen Herpes

Zutaten: je 8 Tropfen Eukalyptusöl, Melissenöl und Bergamotteöl, 10 Tropfen Nachtkerzenöl

Zubereitung: Vermischen Sie alle Öle sehr gründlich miteinander. Vor dem Auftragen der Ölmischung sollte der von Herpes befallene Hautbezirk mit Lavendelöl gereinigt werden. Geben Sie dazu einige Tropfen auf einen Wattebausch, und reiben Sie die Haut gut damit ab. Anschließend massieren Sie die Antiherpesmischung ein. 5-mal täglich anwenden.

Gegen Akne

Zutaten: je 8 Tropfen Geraniumöl, Sandelholzöl, Lavendelöl und Zitronenöl, je 10 Tropfen Calendulaöl und Nachtkerzenöl

Zubereitung: Die Öle miteinander vermischen. Bei Akne kommt es aufgrund einer Überproduktion des männlichen Geschlechtshormons Testosteron zu einer vermehrten Bildung von Talg in den Talgdrüsen der Haut. Gleichzeitig wird durch Hornbildung am Drüsenausgang verhindert, dass der Talg abfließen kann. Die Talgbeutel vergrößern sich, schwellen an, bis schließlich der Talg durch winzige Hautrisse um den Drüsenausgang herum austritt. Die Folge sind Entzündungen, äußerlich erkennbar an den geröteten Aknepusteln. Die ätherischen Bestandteile des Akneöls desinfizieren die Haut und sorgen für offene Poren, das Nachtkerzenöl wirkt regenerierend und heilend.

Bademischungen mit Nachtkerzenöl

Bäder mit der Zugabe von Nachtkerzenöl halten die Haut gesund bis ins hohe Alter, unterstützen den Hautstoffwechsel und beugen Faltenbildung vor. Allerdings sollte die Wassertemperatur 36 °C nicht übersteigen, da sonst die wirksamen Bestandteile des Öls geschädigt würden. Nachtkerzenöl kann nicht direkt ins Badewasser gegeben werden – die einzelnen Tropfen würden wie Fettaugen auf der Wasseroberfläche schwimmen. Es gibt jedoch eine Reihe natürlicher Emulgatoren, die bewirken, dass sich das Öl im Wasser gleichmäßig verteilt. Dazu zählen Milch, Sahne, Buttermilch und Honig.

Um Herpes wirksam behandeln zu können, sollte man die Ölmischung bereits bei den ersten Anzeichen – Kribbeln, Jucken im Mundbereich – auftragen. Je früher sie angewandt wird, desto erfolgreicher kann der Ausbruch quälender Herpesbläschen verhindert werden.

Entspannendes Massageöl bei Menstruationsbeschwerden:
▶ 25 Gramm Jojoba- und Weizenkeimöl
▶ Je 20 Tropfen Wacholder-, Bergamotte-, Muskatellersalbei-, Fenchel- und Jasminöl
▶ 20 Tropfen Nachtkerzenöl

Das folgende Basisrezept ermöglicht Ihnen, durch Zusatz verschiedener Öle Bäder von entspannender bis kreislaufaktivierender Wirkung zu zaubern.

Basisölbad

Zutaten: 1 Tasse Sahne oder 2 Tassen Milch bzw. Buttermilch, 2 EL Honig, 20–25 Tropfen Nachtkerzenöl
Zubereitung: Geben Sie zu der Sahne, der Milch oder Buttermilch zunächst den Honig, dann das Nachtkerzenöl. Verrühren Sie die Mischung gleichmäßig, bevor Sie sie dem Badewasser zugeben.

Kräftigendes Regenerierungsbad

Zutaten: zusätzlich zum Basisölbad jeweils 5 bis 8 Tropfen Zedernholzöl, Zirbelkieferöl, Thujaöl, Muskatellersalbeiöl, Wacholderöl, Latschenkieferöl, Zypressenöl, Ingweröl, Cajeputöl, Korianderöl und Jasminöl

Beruhigungs- und Entspannungsbad

Zutaten: zusätzlich zum Basisölbad jeweils 5–8 Tropfen Rosenöl, Neroliöl, Sandelholzöl, Ylang-Ylang-Öl, Lavendelöl, Geraniumöl, Weihrauchöl und Kamillenöl

Zur Soforthilfe bei aufgesprungenen Lippen im Winter oder zur Vorbeugung können Sie auch eine Kapsel Nachtkerzenöl aufstechen und es direkt und ohne andere Zutaten auf die wunde Haut auftragen.

Lippenpflege

Nachtkerzenöl eignet sich hervorragend zum Schutz der Lippen. Spröde und trockene Lippen werden wieder weich und geschmeidig.

Lippenbalsam

Zutaten: 20 g Bienenhonig, 10 g Bienenwachs, 15 g Jojobaöl, 2 Tropfen Lavendelöl, 4 Tropfen Nachtkerzenöl
Zubereitung: Vermischen Sie zunächst Bienenhonig und das angewärmte Bienenwachs miteinander. Dann können Sie die Öle zugeben und alles gut verrühren. Tragen Sie den Balsam am besten mehrmals täglich auf Ihre Lippen auf.

Lippenstift

Zutaten: 10 g Bienenwachs, 10 g Weizenkeimöl, 20 g Kokosöl, 10 g Honig, 1 Tropfen Pfefferminzöl, 4 Tropfen Nachtkerzenöl

Zubereitung: Zunächst bringen Sie das Bienenwachs und das Weizenkeimöl zusammen in einem Topf zum Schmelzen. Dann können Sie das Kokosöl beimischen. Als nächstes wird der Honig zugegeben, und nach dem Abkühlen, wenn das Ganze gerade noch gerührt werden kann, das Pfefferminz- und Nachtkerzenöl dazugetropft. Nun brauchen Sie die fertige Mischung nur noch in 2 leere, gut ausgewaschene Lippenstifthülsen einfüllen.

Haarpflege

Für jedes Haarproblem gibt es die richtige Nachtkerzenölmischung. Speziell bei einem Fettmangel der Kopfhaut wie auch bei Stoffwechselstörungen, die die Ursache für Haarausfall sein können, helfen mit Nachtkerzenöl angereicherte Haarkuren. Haarausfall lässt häufig nach, die Haare werden weich und seidig.

Basisölkur

Zubereitung: Mischen Sie alle Zutaten, die unter den einzelnen Rezepten für Ihren persönlichen Haartyp aufgeführt sind, bei Zimmertemperatur zusammen, massieren Sie die Lösung anschließend in die Haare ein, und wickeln Sie ein Handtuch um den Kopf. Lassen Sie die Mischung mindestens 1 1/2, besser noch 2 Stunden lang im Haar, bevor Sie sie mit einem milden Pflegeshampoo auswaschen. Sie sollten diese Kur etwa 1-mal pro Woche anwenden.

Im Folgenden werden die verschiedenen Zutaten für unterschiedliche Ölkuren aufgeführt. Die Zubereitung und Anwendung der einzelnen Kuren sollte wie bei der Basisölkur erfolgen.

Ölkur für splissige oder strapazierte Haare

Zutaten: 40 g Weizenkeimöl, 10 g Jojobaöl, 5 Tropfen Sandelholzöl, jeweils 10 Tropfen Rosenöl und Nachtkerzenöl

Haarausfall kann verschiedene Ursachen haben: Störungen des Hormonhaushalts, Erschöpfungszustände oder psychische Faktoren wie z. B. Stress, Vitamin- oder Mineralstoffmangel und Stoffwechselstörungen. Eine weitere Ursache kann auch ein Fettmangel in der Kopfhaut sein. Kuren mit Nachtkerzenöl schaffen Abhilfe.

Ölkur gegen Schuppen

Zutaten: 40 g Weizenkeimöl, 10 g Jojobaöl, jeweils 5 Tropfen Rosmarinöl, Limonenöl, Eukalyptusöl und 10 Tropfen Nachtkerzenöl

Ölkur gegen fettiges Haar

Zutaten: 40 g Mandelöl, 10 g Jojobaöl, jeweils 5 Tropfen Limonenöl, Bergamotteöl, Rosmarinöl und 10 Tropfen Nachtkerzenöl

Ölkur gegen trockenes Haar

Zutaten: 40 g Mandelöl, 10 g Jojobaöl, jeweils 5 Tropfen Kamillenöl, Sandelholzöl, Lavendelöl und 10 Tropfen Nachtkerzenöl

Ölkur gegen Haarausfall

Zutaten: 40 g Weizenkeimöl, 12 Tropfen Zedernöl, 8 Tropfen Teebaumöl, 5 Tropfen Wacholderöl und 10 Tropfen Nachtkerzenöl

Die Fingernägel sind auch ein Spiegel der Gesundheit. Ein normaler Nagel ist etwas länger als breit, hat eine glatte Oberfläche, die leicht glänzt, und einen gut sichtbaren Nagelmond. Die Haut unter dem Nagel sollte rosafarben sein.

Nagelpflege

Nachtkerzenöl sorgt auch für schöne Nägel. Die Teilnehmerinnen zweier englischer Studien erhielten dreimal täglich zwei Kapseln mit je 500 Milligramm Nachtkerzenöl, und die Probleme mit spröden und brüchigen Fingernägeln verschwanden.

Nägel werden aber auch rasch wieder hart und fest, wenn Nachtkerzenöl direkt einmassiert wird. Reiben Sie dazu täglich jeweils 1 Tropfen Nachtkerzenöl in jeden einzelnen Nagel ein.

Pflege von Fuß- und Fingernägeln mit Nachtkerzenöl

Zutaten: 100 ml Weizenkeim- oder Jojobaöl, je 10 Tropfen Zypressenöl, Sandelholzöl, 5 Tropfen Lavendelöl, 15 Tropfen Nachtkerzenöl
Zubereitung: Füllen Sie die Mischung in eine Schale, und baden Sie die Nägel täglich 15 Minuten lang darin. Sie können das Öl nach der Anwendung in ein Fläschchen füllen, das gut verschließbar ist, und für weitere Nagelbäder aufbewahren.

Fußpflege

Basisfußbad

Zutaten: 1 Tasse Sahne oder 2 Tassen Milch bzw. Buttermilch, 2 EL Honig, 5–10 Tropfen Nachtkerzenöl
Zubereitung: Mischen Sie alle Zutaten zusammen, und verwenden Sie sie als Basis für ein wohltuendes Fußbad. Die Wassertemperatur sollte dabei nicht höher als 36 °C sein.

Fußbad gegen müde Füße

Zutaten: zusätzlich zum Basisfußbad 2 Tropfen Orangenöl, jeweils 3 Tropfen Rosmarinöl und Lavendelöl

Fußbad gegen Schweißfüße

Zutaten: zusätzlich zum Basisfußbad jeweils 2 Tropfen Zypressenöl und Teebaumöl, 3 Tropfen Lemongrasöl

Fußbad gegen geschwollene Füße

Zutaten: zusätzlich zum Basisfußbad jeweils 3 Tropfen Wacholderöl und Lavendelöl, 2 Tropfen Pfefferminzöl

Fußbad gegen schmerzende Füße

Zutaten: zusätzlich zum Basisfußbad jeweils 3 Tropfen Muskatellersalbeiöl und Bergamotteöl, 2 Tropfen Wacholderöl

Hühneraugencreme

Zutaten: 25 g Bienenwachs, 10 g Kakaobutter, 60 ml Avocadoöl, je 10 Tropfen Zitronenöl, Myrrhenöl, Kamillenöl und Lavendelöl, 15 Tropfen Nachtkerzenöl
Zubereitung: Geben Sie das Bienenwachs, die Kakaobutter und das Avocadoöl in ein Glas, und stellen Sie dieses in ein 70 °C warmes Wasserbad. Sobald die Mischung geschmolzen ist, alles gleichmäßig durchrühren. Wenn sie auf unter 40 °C abgekühlt ist, die Öle beigeben.

Das brauchen Sie für ein Deodorantöl gegen Fußgeruch: 50 Gramm Jojoba- oder Weizenkeimöl, jeweils 5 Tropfen Lavendel- und Teebaumöl, 8 Tropfen Nachtkerzenöl. Mischen Sie das Jojoba- oder Weizenkeimöl mit den Aromaölen. Massieren Sie damit morgens nach dem Aufstehen Ihre Füße – das Fußdeodorantöl schützt den ganzen Tag wirkungsvoll vor Fußgeruch.

Kochen mit Nachtkerzenöl

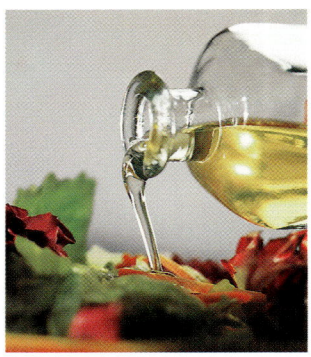

Nachtkerzenöl ist auch eine gesunde Küchenzutat.

Nachtkerzenöl eignet sich hervorragend zur Anwendung bei der Speisenzubereitung. Allerdings muss eine Voraussetzung immer erfüllt sein, um die Wirksamkeit der Ölinhaltsstoffe zu gewährleisten: Das Öl der Nachtkerze darf ausschließlich Speisen zugegeben werden, die nicht wärmer als etwa 35 °C sind.

Da Nachtkerzenöl sich problemlos mit anderen pflanzlichen Ölen mischen lässt, können Sie es grundsätzlich gleich dem Öl zugeben, das Sie sonst immer zur Zubereitung von Salaten oder anderen kalten Gerichten verwenden. Nachtkerzenöl selbst weist nur einen sehr schwachen Eigengeschmack auf, so dass Sie durch seine Beimischung geschmacklich keinen Unterschied feststellen werden.

Als Faustregel für das Mischverhältnis gilt: Auf 750 Milliliter Salatöl kommen 30 Milliliter Nachtkerzenöl. Mit dieser Dosierung werden Sie automatisch bei jedem Salatgericht ausreichend mit wertvoller Linol- und Gamma-Linolensäure aus dem Nachtkerzenöl versorgt. Im Handel erhältliches Nachtkerzenöl ist in der Regel ein bis eineinhalb Jahre lang haltbar, so dass Sie sich keine Sorgen machen müssen, es könnte frühzeitig verderben und das gesamte Öl ungenießbar machen.

Erreicht wird die relativ lange Haltbarkeit von Nachtkerzenöl durch die Zugabe von Vitamin E. Während reines, frisch gepresstes Öl aus Nachtkerzensamen nur wenige Wochen lang haltbar ist, da es sehr schnell oxidiert, wird dieser Vorgang durch den Schutz des Vitamin E ganz wesentlich hinausgezögert.

Salate mit Nachtkerzenöl

Thunfisch-Bohnen-Salat

Zutaten: 1 Dose Champignons (200 g), 1 Dose Thunfisch (150–180 g), 1 Dose Brechbohnen (150 g), jeweils 1 TL Petersilie und Basilikum, 4 EL Olivenöl, 10 Tropfen Nachtkerzenöl, 1 Spritzer Zitronensaft, Pfeffer, Salz

Zubereitung: Schneiden Sie die Champignons in Scheiben, und geben Sie sie zusammen mit dem Thunfisch und den Bohnen (beides nach dem Abtropfen) in eine Salatschüssel. Hacken Sie die frischen Kräuter klein, und mischen Sie sie mit dem Oliven- und Nachtkerzenöl sowie 1 Spritzer Zitronensaft so vorsichtig dazu, dass die Thunfischstückchen nicht auseinanderfallen. Zuletzt können Sie alles mit Pfeffer und Salz abschmecken. Am besten schmeckt der Salat, wenn Sie ihn dann noch etwa 20 Minuten lang ziehen lassen. So kann sich sein Aroma vollständig entfalten.

Paprikasalat mit Apfelessig

Zutaten: je 2 rote, grüne und gelbe Paprikaschoten, 1 Zwiebel, 2 Knoblauchzehen, 2 EL Apfelessig, Pfeffer, Salz, 5 EL Olivenöl, 10 Tropfen Nachtkerzenöl, 50 g schwarze Oliven ohne Stein
Zubereitung: Halbieren Sie die gewaschenen Paprikaschoten, und entfernen Sie die Kerne mit dem Stielansatz. Anschließend werden die Paprikaschoten der Länge nach in dünne Streifen und die Zwiebel in Ringe geschnitten. Geben Sie die Paprikastreifen in eine Salatschüssel, und mischen Sie die zerdrückten Knoblauchzehen darunter. Zum Schluss wird der Salat mit Apfelessig, Pfeffer, Salz, Oliven- und Nachtkerzenöl angemacht und anschließend mit den Zwiebelringen und Oliven garniert. Vor dem Servieren sollten Sie den Salat 30 Minuten lang in den Kühlschrank stellen.

Champignon-Bohnen-Salat mit Kresse

Zutaten: 1 Zwiebel, 50 g Butter, 450 g tiefgekühlte Brechbohnen, 1 EL Tomatenmark, 1 Dose Champignons (ca. 200 Gramm), 1 Bund Brunnenkresse, 2 Knoblauchzehen, 4 EL Rotweinessig, 5 EL Olivenöl, 15 Tropfen Nachtkerzenöl, Pfeffer, Salz
Zubereitung: Zunächst wird die Zwiebel klein gewürfelt und mit der Butter in einer Pfanne glasig gebraten. Dann können Sie die Brechbohnen und das Tomatenmark zugeben und das Ganze noch 10 Minuten lang dünsten lassen. Die Champignons in einem Sieb unter warmem Wasser waschen, in dünne Scheiben schneiden und mit den lauwarmen Bohnen, Zwiebeln, dem Tomatenmark und der Buttersauce in eine Salatschüssel geben. Die Blätter der Brunnenkresse abzupfen, waschen, trockentupfen und darüber streuen. Nach dem Abkühlen die

Die Mengenangaben in den Rezepten beziehen sich auf zwei Personen.

Paprikaschoten enthalten reichlich Vitamin B6, ohne das der Körper die Gamma-Linolensäure nicht in Dihomo-Gamma-Linolensäure (Ausgangsstoff für Prostaglandin E1) umwandeln kann.

Champignons enthalten Nikotinamid, das zur Umwandlung von Dihomo-Gamma-Linolensäure in Prostaglandin E1 notwendig ist.

zerdrückten Knoblauchzehen, den Rotweinessig sowie das Oliven- und Nachtkerzenöl dazugeben, pfeffern, salzen und anschließend alles gut durchmischen.

Griechischer Gemüsesalat

Zutaten: 2 Paprikaschoten, 4 Zucchini, 2 Auberginen, 5 große Zwiebeln, 2 Peperoni, 1/4 Liter Hühnerbrühe, 150 g Schafskäse, 20 Tropfen Nachtkerzenöl, 3 EL Olivenöl, 1/2 Bund Petersilie, 4 EL Zitronensaft, Salz, Pfeffer, Thymian

Zubereitung: Das Gemüse waschen, die Paprika aufschneiden und die Kerne innen entfernen. Zucchini, Auberginen, Zwiebeln, Peperoni und Paprika in Scheiben schneiden. Hühnerbrühe und Gemüse in eine Pfanne mit hohem Rand geben, und das Gemüse nur kurz andünsten. Dann alles durch ein Sieb gießen, die Hühnerbrühe aber auffangen. Den Schafskäse in Würfel schneiden, das Nachtkerzenöl in das Olivenöl mischen. Nach dem Abkühlen den Schafskäse, die Ölmischung, die klein gehackte Petersilie und den Zitronensaft über das Gemüse geben. Ist das Ganze zu trocken, kann die restliche Hühnerbrühe dazugemischt werden. Mit Salz und Pfeffer abschmecken, zuletzt etwas Thymian darüber streuen.

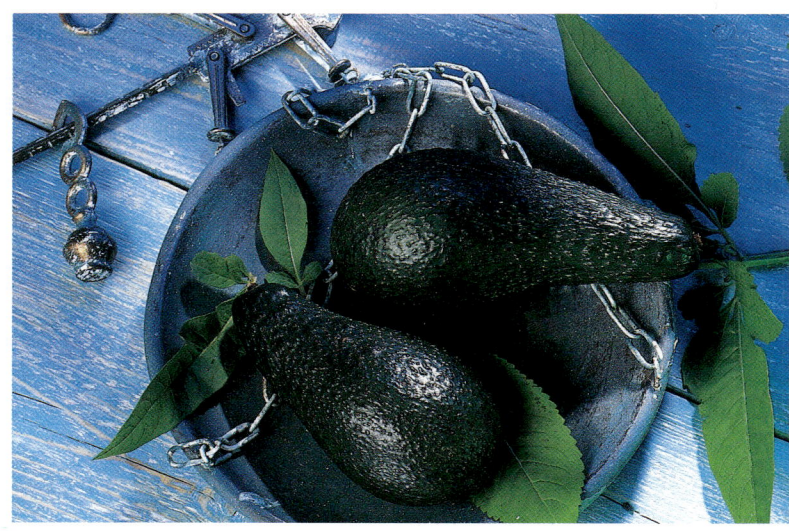

Avocados sind reif und frisch, wenn das Fruchtfleisch weich ist, sich aber nicht tief eindrücken lässt. Gekühlt halten sie sich drei bis vier Tage lang.

Kleine Snacks

Außer für Salate können Sie Nachtkerzenöl auch zur Anreicherung kalter Gerichte für den kleinen Hunger zwischendurch verwenden – und auf diese Weise ganz nebenbei etwas für Ihre Gesundheit tun!

Kalte Avocadosuppe

Zutaten: 1 Gemüsegurke (ca. 500 g), 4 reife Avocados, 3 Knoblauchzehen, 6 EL süße Sahne, 1/2 TL Mehl, Zitronensaft, 1 TL Apfelessig, Salz, Pfeffer, 10 Tropfen Nachtkerzenöl, 3 EL Crème fraîche

Zubereitung: Zunächst werden die Gurke und die Avocados geschält und halbiert. Schneiden Sie dann 1 Gurkenhälfte und 4 Avocadohälften in kleine Würfel. Geben Sie die anderen Hälften mit den Knoblauchzehen, der süßen Sahne, dem Mehl, 1 Schuss Zitronensaft und dem Apfelessig in einen Mixer, und pürieren Sie das Ganze fein. Anschließend würzen Sie die Suppe mit Salz und Pfeffer und rühren das Nachtkerzenöl dazu. Verteilen Sie nun die Gurken- und Avocadowürfel auf 2 Teller, und übergießen Sie sie mit dem pürierten Gemisch. Zuletzt wird die Suppe mit der Crème fraîche garniert.

Hinweis Avocados enthalten reichlich Vitamin B6 zur Weiterverarbeitung der Gamma-Linolensäure im Organismus. Dadurch sind sie die ideale Ergänzung einer Ernährung mit Nachtkerzenöl.

Matjes mit Nachtkerzenöl-Sahne-Sauce

Zutaten: 8 Matjesfilets, 1 Zwiebel, 2 Essiggurken, 2 Äpfel, 1 EL Apfelessig, 15 Tropfen Nachtkerzenöl, 350 g saure Sahne, Pfeffer, Salz, Zucker oder Süßstoff

Zubereitung: Schneiden Sie die Matjesfilets in Happen und die Zwiebel in Ringe. Würfeln Sie die Essiggurken und die Äpfel, und geben Sie alles zusammen in eine Schüssel. Rühren Sie den Apfelessig und das Nachtkerzenöl in die Sahne ein, schmecken Sie die Mischung mit Pfeffer, Salz, Zucker oder Süßstoff ab, und gießen Sie sie über die Matjesfilets. Vor dem Servieren sollten Sie die Filets mindestens 2 Stunden lang im Kühlschrank ziehen lassen.

Matjesfilets verfügen über reichlich Fischölfettsäuren zur Ergänzung und Steigerung der Wirkung von Nachtkerzenöl.

Spargelcocktail mit Huhn

Zutaten: 300 g Hühnerbrust, 250 g Spargelspitzen (aus der Dose), 15 Tropfen Nachtkerzenöl, 5 EL Joghurt, 2 TL scharfer Senf, 3 TL Zitronensaft, 100 g Mayonnaise, Salz, weißer und Cayennepfeffer, Dill

Zubereitung: Die Hühnerbrust kochen, abhäuten und in kleine Würfel schneiden. Zusammen mit den abgetropften Spargelspitzen in Cocktailschalen geben. Das Nachtkerzenöl in den Joghurt rühren und mit dem Senf und dem Zitronensaft unter die Mayonnaise mischen. Die Sauce mit Salz, weißem Pfeffer und Cayennepfeffer würzen und über die Spargelspitzen und die Hühnerwürfel geben. Mit etwas klein gehacktem Dill garnieren.

Zucchini mit Thunfischfüllung

Zutaten: 4 Zucchini, 20 Tropfen Nachtkerzenöl, 3 EL Sauerrahm, 2 Dosen Thunfisch (300 g), 1 Zwiebel, 1 1/2 EL Zitronensaft, Salz, Pfeffer

Zubereitung: Zucchini in kochendem Salzwasser blanchieren, unter kaltem Leitungswasser abkühlen. Anschließend halbieren und aushöhlen, das klein gehackte Fruchtfleisch aufbewahren. Nachtkerzenöl in den Sauerrahm einrühren, zusammen mit Thunfisch, gewürfelter Zwiebel, Zitronensaft und Zucchinifruchtfleisch in den Mixer geben und pürieren. Die Paste mit Salz und Pfeffer würzen und in die Aushöhlungen der Zucchini füllen. Kalt servieren.

Haferflocken enthalten reichlich Zink; Sanddornvollfrucht und Zitronensaft sind Hauptlieferanten von Vitamin C. Beides benötigt der Körper zur Herstellung von Prostaglandin E1 aus der Dihomo-Gamma-Linolensäure des Nachtkerzenöls.

Das Fitnessfrühstück

Haferflocken-Sanddorn-Frühstück

Zutaten: 500 g Magerquark, 1/4 l Milch, 8 EL Haferflocken, 3 EL Sanddornvollfrucht, 1 EL Weinbeeren, 15 Tropfen Nachtkerzenöl, 2 EL Honig, etwas Zitronensaft

Zubereitung: Verrühren Sie den Magerquark mit der Milch, den Haferflocken, der Sanddornvollfrucht, den Weinbeeren und dem Nachtkerzenöl. Schmecken Sie das Ganze anschließend mit Honig und 1 Schuss Zitronensaft ab.

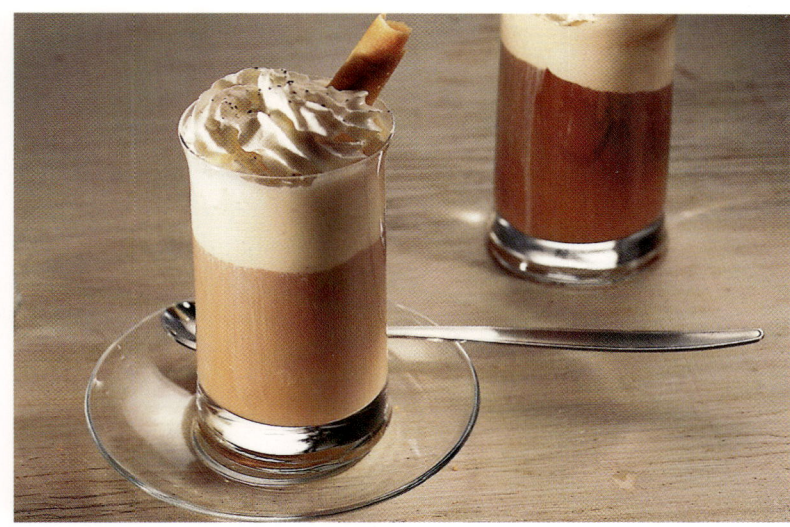

*Nicht nur kalter Kaffee –
mit Nachtkerzenöl kommen
ein paar Tropfen Gesundheit
dazu.*

Süße Desserts

Eiskaffee mit Nachtkerzenöl-Schlagsahne

Zutaten: 1/4 l süße Sahne, 1 EL Zucker, 5 Tropfen Nachtkerzenöl, 4 Kugeln Vanilleeis, 1/2 l starker, eisgekühlter Kaffee, 1 EL Instant-kaffeepulver

Zubereitung: Schlagen Sie die gezuckerte Sahne, und rühren Sie dann das Nachtkerzenöl ein. Geben Sie in 4 Sektkelche je 1 Kugel Vanille-eis, und füllen Sie sie mit dem Kaffee auf. Mit einem Sahnehäubchen krönen und das Kaffeepulver darüber streuen.

Obstsalat

Zutaten: 200 g Kiwis, 200 g Pfirsiche, 1 Banane, 100 g Weintrauben, 100 g Ananasstücke (aus der Dose), Zucker nach Geschmack, 1 Becher süße Sahne, 5 Tropfen Nachtkerzenöl

Zubereitung: Zunächst wird das Obst gewaschen. Enthäuten Sie dann die Kiwis und die Pfirsiche, und schneiden Sie sie in mundgerechte Stücke. Schneiden Sie die geschälte Banane in Scheiben, und geben Sie die Kiwis, die Pfirsiche und die Banane zusammen mit den Wein-

Kaffee ist ein guter Nikotinamidlieferant. Es wird zur Umwandlung von Dihomo-Gamma-Linolensäure in Prosta-glandin E1 benötigt. Enthalten Kaffeebohnen ohnehin schon reichlich Nikotinamid, nimmt der Gehalt beim Rösten der Bohnen noch zu, so dass in einer Tasse Kaffee bis zu zwei Milligramm davon enthalten sind.

trauben und Ananasstückchen in eine Schale; nach Geschmack süßen. Gießen Sie den Ananassaft aus der Dose dazu. Nun wird die Sahne geschlagen, danach das Nachtkerzenöl vorsichtig eingerührt und das Ganze über den Obstsalat gegeben.

Hinweis Das Obst enthält reichlich Vitamin C, das für die Weiterverarbeitung des Nachtkerzenöls im Organismus wichtig ist. Sahne wiederum ist ein natürlicher Emulgator, der dafür sorgt, dass sich das Nachtkerzenöl im Ananassaft gleichmäßig verteilt.

Äpfel sind ein sehr wertvolles Obst: Sie kurbeln den Stoffwechsel an, aktivieren die Fettverbrennung, schützen die Gefäße, entgiften die Zellen und regulieren die Darmfunktionen.

Orangensalat mit Äpfeln

Zutaten: 5 große Orangen, 2 süße Äpfel, 4 EL Honig, 4 Gewürznelken, 1/4 l Wasser, 10 Tropfen Nachtkerzenöl, 2 EL Vanillezucker

Zubereitung: Halbieren Sie die Orangen, und schneiden Sie sie nach dem Entfernen der weißen Hautreste in dünne Scheiben. Anschließend können Sie die Kerne entfernen. Schälen Sie die Äpfel, stechen Sie das Kerngehäuse aus, und schneiden Sie sie ebenfalls in dünne Scheiben. Nun kochen Sie den Honig und die Gewürznelken kurz im Wasser auf. Nehmen Sie dann die Gewürznelken heraus, und lassen Sie die Honig-Wasser-Mischung noch einige Minuten leicht kochen, bis sie etwas eindickt. Nach dem Abkühlen wird das Nachtkerzenöl untergemischt. Richten Sie die Orangen- und Apfelscheiben abwechseln übereinander im Kreis auf einem Teller an, übergießen Sie sie mit dem eingedickten Honigwasser, und bestreuen Sie das Ganze zuletzt mit dem Vanillezucker.

Hinweis Orangen und Äpfel enthalten viel Vitamin C, das für den Organismus zur Umsetzung der essenziellen Fettsäuren im Nachtkerzenöl wichtig ist.

Zitronencreme

Zutaten: 1 unbehandelte Zitrone, 100 g Zucker, 4 Blatt weiße Gelatine, 1/4 l süße Sahne, 10 Tropfen Nachtkerzenöl

Zubereitung: Pressen Sie die Zitrone aus (Schale nicht wegwerfen), geben Sie den Zitronensaft in einen Topf, wärmen Sie den Saft etwas an, und rühren Sie den Zucker ein. Reiben Sie anschließend die Hälfte der Zitronenschale ab, und geben Sie sie dazu. Lösen Sie die Gelatine in

2 Esslöffeln heißem Wasser auf, drücken Sie sie durch ein Sieb und geben sie in den Zitronensaft. Dann wird die Sahne geschlagen, das Nachtkerzenöl dazugemischt und beides unter den abgekühlten Zitronensaft gerührt. Vor dem Servieren sollten Sie die Creme im Kühlschrank völlig erkalten lassen.

Hinweis Die Zitronencreme enthält viel Vitamin C, das zur Umsetzung von Nachtkerzenöl im Organismus benötigt wird.

Mangocreme mit Pinienkernen und Nachtkerzenöl

Zutaten: 3 Mangos, 2 Eier, 4 EL Zucker, 1 1/2 EL Zitronensaft, 2 Blatt weiße Gelatine, 1/4 l süße Sahne, 15 Tropfen Nachtkerzenöl, 3 EL geröstete Pinienkerne

Zubereitung: Aus den entsteinten Mangos das Fruchtfleisch herauslösen. 1/3 davon würfeln, 2/3 im Mixer pürieren. Die Eier trennen, die Eigelbe mit dem Zucker schaumig schlagen und zusammen mit dem Zitronensaft unter das pürierte Fruchtfleisch rühren. Die Gelatine bei kleiner Hitze in Wasser auflösen und dem pürierten Fruchtfleisch zugeben. Dann das Eiweiß zu Schnee schlagen und dem Fruchtfleisch beimischen, bevor es vollständig geliert ist. Das Ganze in Schalen füllen und die Mangowürfel darauf legen. Die süße Sahne steif schlagen, das Nachtkerzenöl einrühren und damit die Fruchtfleischmischung garnieren. Zuletzt die Pinienkerne darüber streuen.

Die Mango, eine subtropische Steinfruchtart, ist angenehm süß und saftig und ausgesprochen erfrischend. Man schneidet sie auf, löst den Kern heraus und schabt das Fruchtfleisch am besten mit einem Löffel aus.

Rote Grütze mit Nachtkerzenöl

Zutaten: 200 g Rhabarber, 200 g Johannisbeeren, 200 g Stachelbeeren, 100 g Zucker, 1/4 l Wasser, 40 g Speisestärke, 1 Becher süße Sahne, 15 Tropfen Nachtkerzenöl

Zubereitung: Rhabarber, Johannis- und Stachelbeeren mit dem Zucker und dem Wasser in einem Topf kochen, bis sie so weich sind, dass sie durch ein feines Sieb gedrückt werden können. Danach 20 Gramm der Speisestärke in die vom Kochen verbliebene Wasser-Fruchtsaft-Mischung einrühren. Die passierten Früchte noch einmal kurz aufkochen, die restliche Speisestärke einrühren, in 4 Glasschalen füllen und kalt stellen. Die süße Sahne schlagen, das Nachtkerzenöl dazumischen und die Grütze vor dem Verzehr damit garnieren.

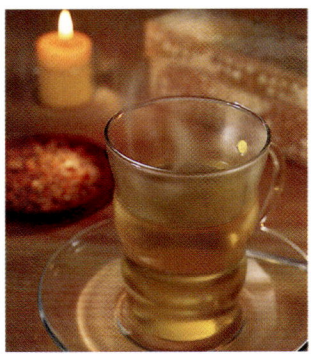

Sprossspitzen und Blätter der Nachtkerze können auch als Tee aufgebrüht werden.

Weitere Verwendung der Nachtkerze

Die Nachtkerze leistet nicht nur mit ihrem Öl einen wichtigen Beitrag zur Gesundheit des Menschen. So wurden verschiedene Teile der Pflanze bereits von den Indianern Nordamerikas, aber auch von den westlichen Naturheilkundigen seit dem vergangenen Jahrhundert erfolgreich zur Behandlung von Krankheiten verwendet. Neben dem Samenöl werden Sprossspitzen, Blätter und Wurzeln der Nachtkerze als Heilmittel und zur Prophylaxe genutzt.

Sprossspitzen

Die beste Sammelzeit ist zu Beginn der Blüte von Juni bis Juli. Schneiden Sie den Stängel der Blüte mit Sprossspitzen etwa 10 bis 20 Zentimeter unterhalb der Blüte ab. Anschließend können Sie das Sammelgut zu Hause in einer dünnen Schicht an einem gut belüfteten Ort auslegen und trocknen, dabei täglich wenden. Aufbewahrt werden die getrockneten Sprossspitzen am besten in Stoffsäckchen oder Papiertüten, in denen sie vor Feuchtigkeit geschützt sind.

Im 18. Jahrhundert war die Nachtkerze eine beliebte Zierpflanze in Deutschlands Gärten und außerdem ein häufig angebautes Gemüse wegen ihrer wohlschmeckenden Wurzeln.

Blätter

Geerntet wird während der gesamten Blütezeit von Juli bis Oktober. Trocknen Sie die Blätter wie die Sprossspitzen an der Luft. Sind die Blätter so weit getrocknet, dass sie zwischen den Fingern zerbröselt werden können, zerkleinern Sie die getrockneten Blätter auf diese Weise. Zur Aufbewahrung eignen sich auch hier Stoffsäckchen.

Gut geeignet für die Trocknung von Blättern und Sprossspitzen sind unbehandelte Holzbretter, die mit einem Leinentuch oder Löschpapier belegt sind. Hervorragend bewährt haben sich außerdem Holzrahmen, die mit einem Drahtgeflecht bespannt sind.

Wurzeln

Da Nachtkerzen bei uns mittlerweile wieder weit verbreitet sind, können ihre Sprossspitzen und auch die Blätter problemlos selbst gesammelt und entsprechend aufbereitet werden. Die Wurzeln der Nachtkerze sollten erst nach dem Ende des Samenabwurfs im Herbst oder Spätherbst ausgegraben werden, so dass die Nachtkerze sich ungehindert fortpflanzen kann. Im Gegensatz zu Blättern und Sprossen werden die Wurzeln der Nachtkerze nicht getrocknet, sondern gleich als Gemüse oder Salat verzehrt.

Gesunde Rezepte

Zubereitung der Blätter und Sprossspitzen

Ein Tee aus den Blättern und Sprossspitzen der Nachtkerze hilft bei verschiedenen Beschwerden wie z. B. Verdauungsschwierigkeiten, Durchfällen, Magen-Darm-Krämpfen, Erkältungskrankheiten und Husten und trägt zur allgemeinen Stärkung der Leberfunktionen bei.

Tee

Zutaten: jeweils 1 TL getrocknete Blätter, Sprossspitzen oder beides vermischt, 1/4 l Wasser

Zubereitung: Übergießen Sie die Blätter oder Sprossspitzen mit dem kochenden Wasser. Lassen Sie den Tee 10 Minuten lang ziehen, rühren Sie gelegentlich um, und seihen Sie ihn anschließend ab. Über den Tag verteilt sollten Sie 2 bis 3 Tassen dieses Tees möglichst ungesüßt und schluckweise trinken.

Entzündungshemmende Lösung

Zutaten: 6–8 TL getrocknete Blätter, Sprossspitzen oder beides vermischt, 1/2 l Wasser

Zubereitung: Geben Sie die Blätter oder Sprossspitzen in das kochende Wasser. Den Topf mit einem Deckel verschließen, und das Ganze bei

Wegen ihres schinkenähnlichen Geschmacks wurde die Nachtkerze früher auch als Schinkenwurzel bezeichnet. Man schnitt die bis zu 15 Zentimeter lange Wurzel in Scheiben und servierte sie wie herkömmlichen Schinken. Die preußischen Bauern des 18. Jahrhunderts verwendeten die Wurzel der Nachtkerze auch als schmackhaftes Gemüse oder nutzten sie als Beilage oder Salat.

kleiner Hitze 15 bis 20 Minuten lang sieden lassen. Die Mischung anschließend durch ein Tuch oder Sieb sorgfältig abseihen. Die entzündeten Körperteile mit der Nachtkerzenlösung mehrmals täglich waschen oder mit damit getränkten Leinentüchern für etwa 10 bis 20 Minuten bedecken.

Vorsicht Die Lösung ist nur zur äußerlichen Anwendung bestimmt!

Wurzelzubereitungen

Eine alte Überlieferung besagt, dass der Verzehr von einem Kilogramm Nachtkerzenwurzeln dem Organismus so viel Kraft bringe, wie das sonst nur zehn Kilogramm Ochsenfleisch könnten. Ob dieser Vergleich stimmt, sei dahingestellt. Unbestritten allerdings ist, dass Zubereitungen von Nachtkerzenwurzeln zur allgemeinen Vitalisierung beitragen. Sie sind hervorragend geeignet zum Aufbau und zur Stärkung nach längerer Krankheit oder nach operativen Eingriffen. Wegen des hohen Gehalts an Eiweiß, Stärke und Mineralstoffen in den Wurzeln bieten sich im Herbst regelmäßige, ein- bis zweiwöchige Wurzelkuren bestens zur Vorbereitung auf den Winter und besonders zur Stabilisierung der Abwehrkräfte an.

Bislang sind bei der Anwendung von Pflanzenteilen der Nachtkerze, egal ob es sich um Tees, Lösungen oder Gemüsezubereitungen handelt, keinerlei schädliche Nebenwirkungen aufgetreten. Sie können also ohne Bedenken für die Gesundheit genutzt werden.

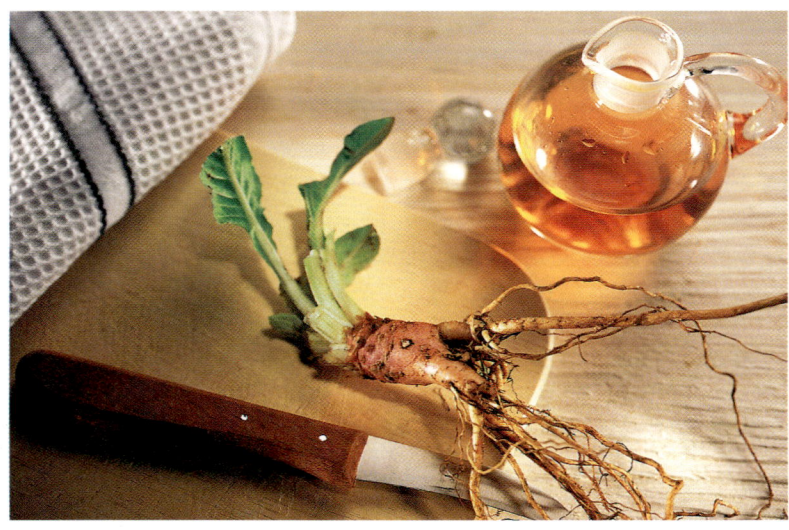

Nachtkerzenwurzeln sind eine Bereicherung für jeden Speiseplan – besonders im Winter oder nach einer Krankheit.

Basisrezept Wurzelgemüse und -salat

Zutaten: 500 g gebürstete Nachtkerzenwurzeln, Wasser, 1 EL Apfelessig, Pfeffer, Salz

Zubereitung: Schneiden Sie die Wurzeln in mundgerechte Stücke. Legen Sie sie in einen Topf, und geben Sie so viel Wasser zu, dass die Wurzeln bedeckt sind. Gießen Sie nun 1 Esslöffel Apfelessig zu, und kochen Sie die Wurzeln nur so lang, dass sie noch bissfest sind. Die Wurzeln können nun entweder mit Pfeffer und Salz serviert oder, wie in den folgenden Rezepten angegeben, auf verschiedene Weise angerichtet werden.

Tipp Zu den Wurzeln passt folgende Buttersauce besonders gut:

Zutaten: 20 g Butter, 1 EL Mehl, 1/8 l Milch, Salz

Zubereitung: Schmelzen Sie die Butter, und rühren Sie 1 gut gehäuften Esslöffel Mehl ein. Anschließend mit Milch verdünnen, bis die Sauce die gewünschte Konsistenz bekommt. 10 Minuten lang bei kleiner Hitze ziehen lassen, gelegentlich umrühren, zuletzt mit Salz abschmecken. Je nach persönlichem Geschmack können Sie auch noch 1 Schuss Sahne zugeben.

Nachtkerzenwurzelsalat mit Huhn

Zutaten: zusätzlich zum Basisrezept 200 g tiefgefrorene Erbsen, 2 mittelgroße, in Scheiben geschnittene Karotten, Pfeffer, 1 Hühnerbrust (ca. 250 g), 1 Lorbeerblatt, 1 TL scharfer Senf, Salz, edelsüßer Paprika, 2 EL Distelöl

Zubereitung: Kochen Sie die Erbsen zusammen mit den Karotten ca. 8 Minuten lang, gießen Sie sie ab, und mischen Sie sie unter die Wurzeln. Garen Sie die gepfefferte Hühnerbrust mit dem Lorbeerblatt bei kleiner Hitze 15 Minuten lang, und würfeln Sie sie anschließend. Rühren Sie in 1/8 Liter des Wurzelkochwassers den Senf ein, und schmecken Sie das Ganze mit Pfeffer, Salz und Paprika ab. Zuletzt geben Sie das Distelöl zu. Die Marinade wird nun über die Nachtkerzenwurzeln gegossen und sollte vor dem Servieren 30 Minuten lang einziehen können.

Tipp Der Salat ist kalt und warm zu empfehlen. Dazu passt frisches Baguette besonders gut.

Die Mengenangaben sind jeweils für zwei Personen berechnet.

Distelöl ist wie Nachtkerzenöl sehr reich an wertvoller Linolsäure. Da mehrfach ungesättigte Fettsäuren sehr hitzeempfindlich sind, ist es immer besser, solche hochwertigen Öle möglichst roh zu verwenden.

Panierte Wurzeln

Zutaten: zusätzlich zum Basisrezept 1/2 Tasse Milch, 1 Ei, 1 EL Olivenöl, 100 g Mehl, Salz, Fett zum Ausbacken

Zubereitung: Nehmen Sie die Wurzeln nach dem Kochen aus dem Wasser, und trocknen Sie sie ab. Rühren Sie die Milch, das Ei und das Olivenöl in das Mehl ein, und schmecken Sie das Ganze mit Salz ab. Die Nachtkerzenwurzeln werden nun mit dem Teig paniert und dann in der Pfanne im schwimmenden Fett goldgelb gebacken.

Überbackene Wurzeln

Zutaten: zusätzlich zum Basisrezept 150 g gekochter Schinken in Scheiben, 1 EL Olivenöl, 100 g Parmesan

Zubereitung: Umhüllen Sie die gekochten Nachtkerzenwurzeln mit den Schinkenscheiben. Dann werden die Wurzeln mit dem Olivenöl in ein hitzebeständiges Gefäß gegeben und mit dem Parmesan bestreut. Überbacken Sie die Wurzeln in dem auf 200 °C vorgeheizten Backofen, bis der Käse goldgelb geworden ist.

Tipp Alternativ zu Parmesan können Sie auch Pecorino, einen italienischen Käse aus Schafsmilch, verwenden.

Nachtkerzenwurzelsalat mit Champignons und Kresse

Zutaten: zusätzlich zum Basisrezept 1 Knoblauchzehe, 2 Schalotten, 2 EL Weinessig, 3 El Olivenöl, Pfeffer, Salz, 250 g kleine ganze oder große geviertelte Champignons, 1 Bund Brunnenkresse

Zubereitung: Zunächst werden der Knoblauch und die Schalotten fein gehackt. Stellen Sie dann eine Marinade aus dem Weinessig und dem Olivenöl her, und rühren Sie den Knoblauch und die Schalotten ein. Anschließend würzen Sie das Ganze nach Geschmack mit Pfeffer und Salz. Geben Sie nun die Champignons zu den Nachtkerzenwurzeln. Zupfen Sie die Blätter der Brunnenkresse ab, waschen Sie sie, und belegen Sie das Champignon-Wurzel-Gemisch damit. Zum Schluss wird die Marinade über den Salat gegossen und untergehoben.

Tipp Zu diesem Wurzelsalat passt am besten frisches Baguette oder auch Ciabatta, eine italienische Weißbrotsorte mit harter Kruste und luftiger Krume.

Auch wenn er manchen Leuten stinkt: Knoblauch ist erwiesenermaßen sehr gesund. Vor allem seine Wirkungen auf das Herz-Kreislauf-System und auf bakterielle oder virale Infektionen sind unbestritten.

Über den Autor

Werner Meidinger ist Sachbuchautor und freiberuflicher Medizinjournalist mit den Themenschwerpunkten Psychologie, Ernährung, Schul-, Alternativ- und Naturmedizin.

Bezugsquellen

Nachtkerzenölkapseln: In Apotheken, Reformhäusern und Supermärkten
Reines Nachtkerzenöl: In Apotheken (z. B. Audor-Pharma oder Bergland-Pharma) oder Reformhäusern (z. B. Aromara oder Bioherba)
Nachtkerzenöl und -kapseln über den Versandhandel:
PWC Vertriebs GmbH für Gesundheit und Sport, Hirtenweg 2, 82031 Grünwald
Primavera Life GmbH, Am Fichtenholz 5, 87477 Sulzberg
Calendula – Nativ Naturprodukte & Frischkosmetik, Frankendomstraße 90, 97944 Boxberg/Wölchingen
BioDoc, Keltenring 8, 82041 Oberhaching

Literatur

Adam, Olaf: Diät und Rat bei Rheuma und Osteoporose. Walter Hädecke Verlag. Weil der Stadt 1994
Graham, Judy: Evening Primrose Oil. Healing Arts Press. Rochester, Vermont/USA 1989
Passwater, Richard A.: Evening Primrose Oil. Keats Publishing. New Canaan, Connecticut/USA 1981
Schneider, E./Simon F. X./Funke, Hans: Nachtkerzenöl. Verlag Natur und Gesundheit. Bruckmühl/Obb. 1994

Dank

Besonderer Dank für ihre Unterstützung gilt Rudy Reinbacher, Palo Alto, Kalifornien/USA, sowie Keats Publishing Inc., New Canaan, Connecticut/USA.

Hinweis

Das vorliegende Buch ist sorgfältig erarbeitet worden. Dennoch erfolgen alle Angaben ohne Gewähr. Weder Autor noch Verlag können für eventuelle Nachteile oder Schäden, die aus den im Buch gemachten praktischen Hinweisen resultieren, eine Haftung übernehmen.

Bildnachweis

Bilderberg, Hamburg: 32 (J. Kornstaedt), 37 (Frieder Blickle), 43 (Peter Blok); Südwest Verlag, München: Titel/Fond und Einklinker (Christian Kargl), 1, 51, 65 (Kargl/Schoenenburg), 8, 10, 70, 82, 87, 90, 92 (Bernhard Hecker), 16 (Joachim Heller), 22 (Michael Nagy), 57 (Ludwig Reisner), 72 (Hans Seidenabel), 84 (Bodo Schieren); Tony Stone, München: 19 (Steve Taylor), 26 (John Millar); Wildlife, Hamburg: U4/Einklinker, 6 (D. Harms); Illustration: Sabine Lauf, München

Impressum

© 1998 W. Ludwig Buchverlag in der Südwest Verlag GmbH & Co. KG, München Alle Rechte vorbehalten. Nachdruck – auch auszugsweise – nur mit Genehmigung des Verlags.

Redaktion:
Conny Lüdicke

Projektleitung:
Nicola von Otto

Redaktionsleitung und medizinische Fachberatung:
Dr. med. Christiane Lentz

Bildredaktion:
Ute Schoenenburg

Produktion:
Manfred Metzger

Umschlag:
Till Eiden

Layout:
Wolfgang Lehner

DTP/Satz:
Arthur Lenner, München

Druck:
Weber Offset, München

Bindung:
R. Oldenbourg, München

Printed in Germany
Gedruckt auf chlor- und säurearmem Papier

ISBN 3-7787-3637-X

Register

Alkoholabhängigkeit **22f.**
Allergien bei Kindern **23ff.**
Angina pectoris 34, 40
Arachidonsäure **20f.**, 27, 58, **60**
Arteriosklerose 29ff., 33
Arthritis 18, 61, 64
Artischocke 33
Asthma 4, 23f., **26f.**
Atemnot 26, 40
Avocadoöl 61

Bäder **77f.**
Bakterien 7, 24
Bewegung 27, 66
Blutdruck, Richtwerte 29
Bluthochdruck (Hypertonie) 18, 20, **28ff.**, 40f.
Bodymass-Index (BMI) 65

Cholesterinspiegel, erhöhter 18, **31ff.**, 40f.
Cholesterinwerte, normale 33
Chronisches Erschöpfungs-syndrom (CFS) 34
cis-Fettsäuren 14
Cremes **70ff.**
Cyro-Press-Kälteverfahren 7

Desserts **87ff.**
Diabetes mellitus **35ff.**, 40, 42, 64
– Folgeerkrankungen **36ff.**
Diät 66
Durchfall 4f., 24

Eibischtee 27
Eklampsie **62f.**
Endometriose **49f.**
Entspannungstechniken 27

Feingold-Diät 44
Fettsäuren, essenzielle **10ff.**, 48
Fitnessfrühstück 86
Fußpflege **81**

Gamma-Linolensäure **10ff.**, 14ff., 24f., 27, 30, 33, 36, 38, 41, 45, 52, 57, 82
Glukose 35f.

Grüner Tee 46f.
Haarpflege **79f.**
Hämorrhoiden 4, 76
Hautentzündungen 7, 18, 52ff., 76
Hautpflege **70ff.**
HDL-Cholesterin 32
Heilöle **75f.**
Heiltees 8, 27, 41f., 46f., 56, 61, 69, 91
Herz-Kreislauf-Beschwerden 7, 39, 46
Herzinfarkt 28, 34, 37, **39ff.**
Heublumenbad 69
Hyperaktivität bei Kindern **42ff.**

Immunsystem 18, 24, 31, 51, 58
Insulin 18, 35f., 39

Johanniskraut 56, 69
Juckreiz 16, 35, 52ff.

Kalzium 18, 31
Kochrezepte **82ff.**
Körperöle/-lotionen **74f.**
Krebserkrankungen **45ff.**

LDL-Cholesterin 18, 31ff.
Linolsäure **10ff.**, 14ff., 24f., 38, 52, 82
Lippenpflege **78f.**

Mastopathie **47ff.**
Menstruationsbeschwerden **49f.**
Migräne **50**
Multiple Sklerose **51**

Nachtkerze
– Blätter 4f., 8f., **90ff.**
– Darreichungsformen 4
– Eigenanbau 8f.
– Ernte 9
– Pflanzenkunde 6f.
– Sprossspitzen 5, 8f., **90ff.**
– Wurzeln 4ff., 8f., **92ff.**
Nachtkerzenöl
– Anwendung 23, 25, 27, 30, 33f., 38, 41, 43ff., 50, 53f., 56, 60, 63, 67, 70ff.
– Darreichungsformen 8
– Geschichte 4f.

– Gewinnung 7
– Lagerung 9
– Wirkstoffe 10ff.
Nagelpflege **80**
Neurodermitis 7, 23ff., **52ff.**
Niazin 19f.

Packungen **73**
Präeklampsie **62f.**
Prämenstruelles Syndrom (PMS) **55ff.**
Prostaglandin E1 **17f.**, 19, 22, 24f., 27, 30, 33, 39, 41, 45f., 50, 55f., 58f.
Prostaglandine 15, 17ff.
Prostaglandine der Gruppe 2 **20f.**

Rheumatische Erkrankungen 4, 18, 21, **58ff.**, 64

Salate **82ff.**
Schizophrenie **62**
Schlaganfall 28, 37
Schwangerschaftskomplikationen **62f.**
Sjörgen-Syndrom **64**
Snacks **85f.**
Stress 22, 40, 52, 57, 61

T-Lymphozyten 18, 59
Teebaumöl 61
Thrombus (Thrombose) 18, 30
Transfettsäuren 14

Übergewicht 18, 37, 40, 61, **64ff.**

Verdauungsstörungen 4
Viren 7, 51
Vitamin A 31
Vitamin B6 (Pyridoxin) 19, 33, 44f., 48, 57
Vitamin C 19f., 44, 50
Vitamin D 31
Vitamin E 9, 31, 50, 68

Wechseljahrebeschwerden **68f.**
Weißdorn 41f.
Winterdepression (SAD) **69**
Wundheilung 7, 35, 37, **76f.**

Zink 19f.